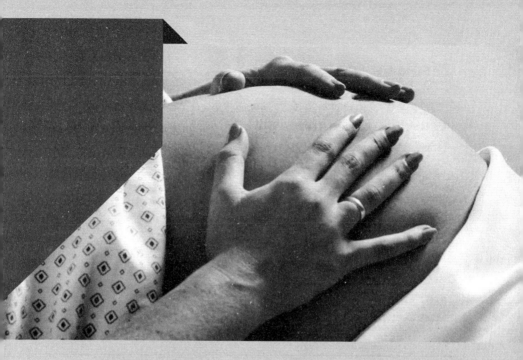

妇产科疾病
诊治理论与实践

刘红霞　主　编

云南出版集团公司
云南科技出版社

图书在版编目（ＣＩＰ）数据

妇产科疾病诊治理论与实践 / 刘红霞主编. -- 昆明：
云南科技出版社，2018.9（2021.3重印）

ISBN 978-7-5587-1710-9

Ⅰ．①妇… Ⅱ．①刘… Ⅲ．①妇产科病－诊疗 Ⅳ．
①R71

中国版本图书馆CIP数据核字 (2018) 第220532号

妇产科疾病诊治理论与实践

刘红霞　主编

责任编辑：王建明　蒋朋美
责任校对：张舒园
责任印制：蒋丽芬

书　　号：978-7-5587-1710-9
印　　刷：廊坊市海涛印刷有限公司
开　　本：850mm×1168mm　　1/32
印　　张：6
字　　数：173千字
版　　次：2020年7月第1版　2021年3月第2次印刷
定　　价：43.00元

出版发行：云南出版集团公司云南科技出版社
地址：昆明市环城西路609号
网址：http://www.ynkjph.com/
电话：0871-64190889

前　　言

　　妇产科学作为临床诊疗医学的重要组成部分，一直是人们密切关注的学科。但因为临床工作过于繁重，教科书上的部分内容又太过陈旧，加之妇产科医疗理论与技术又在不断地发展，所以我们需要一本与时俱进的妇产科专著。

　　《妇产科疾病诊治理论与实践》共 12 章，从妇产科常见疾病的临床表现、辅助检查、诊断、治疗等方面，全面、系统地介绍了妇科和产科的常见病，同时收录了妇产科学部分常见病的中医辨证治疗。本书以临床工作为基础，引入新理论、新观念、新技术、新方法，内容新颖、文字简明扼要、条理清晰，并符合循证医学，是一本实用的妇产科医学著作。

　　本书编者在编写过程中参考了大量书籍，付出了艰辛的劳动，但由于编写时间仓促，对书中存在的疏漏之处，恳请各位专家、医学界同仁批评指正，以便今后再版时修正完善。

目　　录

第一章　女性生殖系统解剖及生理

一、生殖器官解剖

女性由于具有经、孕、产、乳的生理特点,因而在解剖上有与男性不同的特有的生殖器官。这些器官包括:

1.胞宫　即子宫。由于历史发展的缘由而有不同的名称。如《神农本草经》称"子宫";《内经》称"女子胞"、"胞中"、"奇恒之府";《金匮要略》称之为"子脏";《诸病源候论》称之为"胞脏";《太平惠民和剂局方》称之为"血脏";《医彀》称之为"血室";其他还有"胞"、"子处"等不同名称。正常胞宫位于盆腔中央,前与膀胱、后与直肠相邻。胞宫的生理功能主要是产生月经,孕育胎儿,在分娩时胞宫收缩使胎儿及其附属物娩出,体现了中医所指的胞宫是个"奇恒之府"的观点,就是说胞宫具有脏与腑的双重功能。

2.子门　即子宫之门,现临床称为子宫颈口。子宫颈管黏膜有很多腺体分泌黏液,该黏液受卵巢性激素的影响,可有周期性的变化,根据这些变化,对于月经不调、功能性子宫出血、闭经等可进行诊断与鉴别诊断。

3.产道　又称为子道、阴道、地道、阴中,现临床称为阴道。阴道位于膀胱、尿道、直肠之间,呈一略扁形的管状,保持向下向前的方向。阴道平时前后壁相贴,有很大的伸展性,阴道壁的黏膜层受卵巢性激素的影响,发生有周期性的变化,临床上借此变化进行阴道脱落细胞(阴道涂片)检查,可间接了解卵巢的功能。总之,阴道是内、外生殖器之间的通道,是性交器官,也是经血排出与胎儿娩出的通道。

4.子肠　现临床称为阴道壁。

5.阴门　又称产门,现临床称为阴道口。

6.阴户　即外阴的门户,又称玉门,现临床称为外阴。

7.毛际　在耻骨联合(中医称之为交骨)隆起的部位,生长有阴毛,现临床称为阴阜。

根据现代医学所介绍的女性内、外生殖器官,还有大阴唇、小阴唇、前庭大腺(如果炎症感染形成前庭大腺脓肿等,中医称为"阴蕈"、"阴肿"等)、处女膜、卵巢等名称,中医所指的解剖名称较笼统,与目前临床所用解剖名称有的相同,有的不同,故不能一一对应。现代医学关于女性生殖器官解剖的认识如下述。

(一)外生殖器官

1.阴阜　中医称为毛际,位于耻骨联合部分,为一隆起的脂肪垫,是前腹壁最低的部分。其上面长有阴毛,阴毛的排列呈一倒三角形。阴毛的疏密、粗细、色泽可与人的家族遗传有关,若阴毛过于密集,或过于稀疏,甚至无阴毛均视为不正常现象。阴阜处的阴毛有时能反映女性性激素情况,为查找某些不孕原因提供参考。

2.大阴唇　在两股内侧,为一对较肥厚的皮肤皱襞,上端与阴阜相连,两侧大阴唇向下在会阴处互相连合。大阴唇外侧面与附近皮肤相同,可以长有阴毛,内侧面与小阴唇相连,似黏膜。大阴唇皮下有脂肪,有丰富的血管、淋巴管和神经。

3.小阴唇　在大阴唇内侧,是一对薄的皱襞。小阴唇微红色,似黏膜,常呈湿润状,小阴唇不长阴毛但神经分布丰富,感觉敏锐。

4.阴蒂　在外阴的前端、两侧阴唇之间,内有海绵体,与男性阴茎海绵体一样,当性欲冲动时可以肿胀勃起。阴蒂上有丰富的神经分布,因而感觉灵敏。

5.前庭大腺　位于阴道口的两侧,在小阴唇中下 1/3 交界处,为一对腺体,约黄豆粒大小,每一腺体有一很细的腺管,开口于阴道口、小阴唇与处女膜处。当性欲冲动时可分泌淡黄色液体以湿润阴道口,便于性交。常见病证为前庭大腺炎。

6.尿道口　在阴蒂下方及阴道口上方,为尿道开口,可排出小便。

7.阴道口　连于阴道,为阴道的出口。即中医所称之阴门。

8.处女膜　覆于阴道口的一层薄膜。处女膜形状因人而异,多为椭圆形,中间有孔,初次性交后往往会发生破裂。

(二)内生殖器官

1.阴道　连接子宫与外阴的通道,阴道前壁与膀胱及尿道邻接,阴道后壁与直肠贴近,阴道上端包绕子宫颈,形成前、后、左、右四个阴道穹窿。后穹窿较前穹窿深,其顶端为子宫直肠陷凹,是腹腔的最低部位,后穹窿穿刺就在此部位。成年妇女阴道前壁长约 7～9cm,后壁长约 10～12cm。阴道有血管和神经分布。阴道分泌物,即平时所指的白带。阴道内的分泌物呈弱酸性(pH 值约为 4.5),此系阴道黏膜上皮细胞内的糖原经阴道杆菌分解作用后变成乳酸之故,故而能抑制细菌在阴道内的繁殖而起自净作用。阴道是排出月经的通道,又是胎儿娩出的通道,也是性交器官。成年妇女阴道黏膜上皮细胞受卵巢激素影响,有周期性变化。常见病证有阴道炎、阴道壁膨出、阴道肿瘤等。

2.子宫　位于骨盆的中央,为倒梨形,上宽下窄,长约 7.5cm,宽约 5cm,厚约 2.5cm。子宫的正常位置为前倾前屈位。子宫分子宫体与子宫颈两部分,生育期的妇女,正常子宫体与子宫颈的比例为 2:1,若子宫体与子宫颈比例为 1:1 则表明子宫发育不良,会影响受孕。子宫是一个管腔器官,子宫腔容量约 5ml,子宫腔内覆盖以内膜称为子宫内膜。子宫内膜受卵巢激素影响并有周期性的改变而产生月经。子宫的功能是孕育胎儿,同时也是月经的发源地。常见病证有子宫颈炎、子宫颈癌、子宫肌瘤、子宫腺肌症、子宫内膜炎、子宫内膜癌、不孕症、流产等。

3.输卵管　为左右各一的细长弯曲的肌性管道,长约 8～14cm。根据输卵管的形态可分为四部分，即近端与子宫相连处称为间质部，其外侧是峡部，再外侧是壶腹部，最远端呈游离状，并呈须状细伞，称为伞端。输卵管平时可以蠕动，由远端向近端蠕动，可以输送卵子，精子与卵子在输卵管的壶腹部内结合成受精卵。输卵管内的黏膜层长有纤毛细胞，其纤毛具有摆动功能，使受精卵向子宫腔运行。常见病证有输卵管炎、输卵管妊娠、输卵管梗阻性不孕等。

4.卵巢　是一对扁平呈灰白色的椭圆体，表面凸凹不平。成年人卵巢大小约 4cm×3cm×1cm。卵巢有皮质与髓质两部分。皮质在外层，是卵巢的主要部分，内有数以万计的始基卵泡与生长卵泡。髓质居卵巢中心，内含丰富的血管、神经和淋巴管，髓质内无卵细胞。卵巢有周期性改变，使卵泡成熟并产生卵子，同时产生女性激素（雌激素、孕激素），维持女性的特点。在正常情况下行妇科检查时，一般摸不到卵巢与输卵管，绝经后的女性，卵巢萎缩，变小、变硬。常见病证有月经不调、闭经、多囊卵巢综合征、卵巢肿瘤、不孕症等。

（三）子宫韧带

韧带由增厚的结缔组织及少量平滑肌纤维所组成。子宫之所以能维持前倾前屈的正常位置，不左右摇摆活动，主要是靠下述韧带连接的缘故。主要子宫韧带有：

1.圆韧带　起于两侧子宫角前面，在输卵管近端的下方，沿阔韧带向前下方伸展到骨盆侧壁，并经腹股沟而终止于大阴唇内。此韧带呈圆索状，有使子宫前倾的作用。圆韧带松弛，可致子宫脱垂。

2.阔韧带　从子宫两侧开始，向外延伸达骨盆壁，为一对呈翼状的腹膜皱襞。其外侧延伸到骨盆壁的部分称为骨盆漏斗韧带，具有支持卵巢功能。卵巢内侧与子宫角之间阔韧带增厚形成卵巢固有韧带，亦具有固定支持卵巢的功能。阔韧带起到支持子宫的作用。常见病证有盆腔炎、阔韧带肌瘤等。

3.主韧带　位于子宫两侧阔韧带基底部，在子宫颈的两侧向外横行达骨盆壁，起到固定子宫颈的作用。

　　4.子宫骶骨韧带　从子宫颈后上侧方伸向两旁绕过直肠,呈扇形伸展终止于第 2、3 骶椎前筋膜上,将子宫向后向上牵引,使子宫维持正常位置。

二、月经生理

(一)月经生理现象

　　女性主要的生理之一是月经,月经中医又称"月水"、"月信"、"月事"等。月经是规律的周期性子宫出血。女性的月经来潮是青春期的标志,随着月经的出现,女性的第二性征亦逐渐显露,阴部长有阴毛,腋下出现腋毛,乳房逐渐发育、丰满,臀部因脂肪增加变宽厚,声音音调变尖、变高。女性的第一次月经来潮称为初潮。我国健康女性的初潮年龄一般为 13~15 岁,初潮后的 1~2 年内月经可能不规则,这种月经多为无排卵性月经。随着卵巢的发育,卵泡渐至发育成熟,每月有成熟的卵子排出和卵巢性激素分泌,并能引起生殖器官的周期性改变,称为性周期。性周期由于有排卵,故出现月经称为有排卵性月经。正常发育成熟女性的月经应是有排卵性月经。月经的周期是较固定的,一般28~30 天来潮一次,每次行经天数为 3~7 天,每次月经量约 50~80mm。月经来潮第 1 天量较少,第 2~3 天量多,第 4 天以后减少,渐至干净。月经的颜色在行经第 1 天呈暗红色或淡红色,以后渐成红色或深红色,再后呈淡红色而干净。月经的质地是液体状,不稀不稠,没有血块,除有血腥味外,无特殊臭味。月经的主要成分是血液,其他还含有子宫内膜碎片、子宫颈黏液、阴道脱落上皮细胞、阴道杆菌等。月经来潮时一般无特殊症状,也有少数妇女会出现下腹及乳房轻度胀痛感、腰骶部坠胀,有的出现头痛、失眠、精神抑郁或情绪激动,有的会出现腹泻或便秘、恶心呕吐,还有的会出现尿频不舒等,上述症状一般均很轻,不影响工作与学习,属于生理情况,不以疾病论处。除上述月经生理现象外,中医文献中还记载有一些特殊现象,如:女性身体无病,每两月行经一次者称为"并月";身体无病,每三月行经一次者,称为"季经",又称为"居经";身体无病,每一年行经一次者称为"避年";每到夏天即月经停闭不行,而身体无病,此称为"歇夏";身体无病,终身不行经而能孕育者,称为"暗经"。这些特殊的现象均不作月经病论处。女性月经一般行经 35 年,至 49 岁左右终止,此为"绝经"。

(二)生殖细胞的产生

1.生殖细胞的成熟 正常的月经周期是规律的,每个周期都有一次排卵,有一个卵细胞成熟,那么生殖细胞是怎样成熟的呢?

女性的生殖细胞又称卵细胞,一般称为卵子。卵子是在卵巢内产生的,卵子的产生大约分为 3 个阶段:第一阶段是由卵巢内的始基卵泡逐渐生长发育成为成熟卵泡。当女性在胚胎 7 个月时卵巢内的卵原细胞经细胞分裂后形成始基卵泡,此时始基卵泡处于静止期。女性婴儿出生后每个卵巢大约有 10 万个以上的始基卵泡,以后也不会再形成新的始基卵泡。这些始基卵泡一直处于静止状态达 10 余年之久,是一种不依赖促性腺激素(GnTH)影响的自发过程。每一个性周期都有 20个左右的始基卵泡发育,随着年龄增长,卵泡的生长发育数目日益减少,至于哪个卵泡发育为成熟而排卵,目前机理不清。始基卵泡直到青春期排卵之前才开始活动,进入第二阶段。此时受下丘脑和垂体促性腺激素的影响,始基卵泡逐渐发育成为生长卵泡,其发育过程是始基卵泡中央有一卵母细胞,在其周围环绕一层细胞。这层细胞呈扁平或梭形,并逐渐变为方形,细胞也逐渐增多,由单层变为复层,细胞浆中出现颗粒,此为颗粒细胞,颗粒细胞膜上出现卵泡刺激素(FSH),形成甾体激素受体。颗粒细胞增生很快,可在增长的颗粒细胞群中出现一些空腔,并分泌液体,空腔内含有液体,该液体称为卵泡液。此时卵泡周围的结缔组织、间质、细胞亦环绕卵泡排列并逐渐增厚,形成在内层的卵泡内膜及在外层较致密的卵泡外膜,此时卵泡称为生长卵泡,这一时期的卵泡又可停止一段时间甚至几个月不再发育,卵泡亦可闭锁死亡。卵泡成熟是卵泡发育的第三个阶段,是在生长卵泡的基础上继续增长。

颗粒细胞层内的一些小空腔可逐渐相互融合成一个大空腔,此称为卵泡腔,内含较多卵泡液。当卵泡液继续增多时,其空腔亦随着继续增大成为囊状,此称为囊状卵泡。这时出现黄体生成素受体、催乳素受体、前列腺素受体,芳香化酶活性增强,囊状卵泡的卵细胞被挤向一侧,被颗粒细胞所包裹,突出于卵泡腔内呈小丘状,称为卵丘。在卵细胞周围有一层透明的薄膜称为透明带,透明带有特异性精子受体,具有保护卵细胞、防止异种精子和多精子受精的作用。在透明带的周围颗粒细胞呈放射状排列,此称为放射冠。卵泡周围致密的结缔组织称为卵泡外膜,其内层称为卵泡内膜。一个成熟的卵泡必须具备的结构从外向内依次排列为卵泡外膜、卵泡内膜、颗粒细胞、卵泡腔、卵泡液、卵丘、放射冠、透明带、卵细胞。一个初级卵母细胞含有 46 条染色体,女性性染色体为 XX,初级卵母细胞经过一个成熟分裂,染色体减数分裂成为一个次级卵母细胞和一个极体,次级卵母细胞含 22 条常染色体和一条 X 性染色体,再经过一次成熟分裂,即形成一个成熟的卵细胞(这时的卵细胞又称雌性配子)和三个无用的极体,成熟的卵子有 22 条常染色体和一条 X 性染色体。

2.卵子的排出　经过上述三个阶段卵泡发育成熟,卵泡逐渐移向卵巢的表面并向外突出,卵泡的直径可达 15～20mm,卵泡液清稀。此时由于卵泡已发育成熟,卵泡壁破裂,卵泡液流出,尔后卵子才排出,这称为排卵。对于排卵的机理目前说法不一,归纳之有:①卵泡内存在着一些蛋白溶解酶、淀粉酶、胶原蛋白溶解酶等,卵泡内还有松弛素(RLX)能加强蛋白溶解酶的活性,并能激活胶原蛋白溶解酶,使卵泡壁溶解破裂而排卵。②卵泡液分泌亢进,卵泡内压力增高。③卵泡内透明质酸酶活性增强,使卵泡内酸性黏多糖作用减弱,使胶体渗透压增强,增加了卵泡腔压力。④促性腺激素的分泌,尤其是黄体生成素的增加,使成熟的卵泡能分泌前列腺素 $F_{2\alpha}$,还有卵泡液中的肿瘤坏死因子(TNF-α)在排卵期可刺激卵泡合成多种前列腺素(包括 $PGF_{2\alpha}$、PGE_2、PGI_2),促使成熟卵泡周围的间质内平滑肌纤维收缩,从而加速卵泡的破裂。总之,排卵是在垂体 GnTH 及卵巢旁分泌控制下,由多种因素参与的复杂综合过程。卵子排出到腹腔后,通过输卵管伞端的蠕动拾卵,卵子进入输卵管,由于输卵管纤毛的活动,卵子沿管腔渐向子宫运行。

排卵一般发生在两次月经中间,以 28 天为一个月经周期时,其排卵日多在月经周期的第 14～15 天,月经周期延长者,排卵日一般在下次月经来潮前的 14 天左右。卵子往往由两侧卵巢轮流排出,如果一侧卵巢被切除,另一侧卵巢就会自动承担起双侧卵巢的功能,每月仍发生一次排卵。

3.黄体形成与萎缩 卵子排出后,卵泡壁则塌陷、皱缩,卵泡膜的血管破裂出血,血液进入卵泡空腔,尔后凝成血块,形成早期黄体,这时卵泡壁的破裂口被封闭,遗留在卵泡壁内的颗粒细胞迅速增生、肥大,呈现黄素化,出现黄色颗粒脂质,此称为颗粒黄体细胞。与此同时,卵泡内膜细胞伸入到黄体中亦黄素化,此称为卵泡膜黄体细胞。这时由于组织外观颜色呈黄色,故称为黄体。周围的结缔组织及毛细血管经卵泡内膜伸入到黄体中去,黄体旺盛期时孕激素分泌达高峰,在排卵后的 7～8 天(相当于月经周期的第 22 天左右)黄体达到最高峰,突出于卵巢表面,其直径可达 2cm 左右,此称为成熟黄体。

黄体成熟以后如果卵子已受精,黄体可继续维持到妊娠 3～4 个月才衰退,称为妊娠黄体。如果卵子未受精,在排卵后的 9～10 天黄体细胞即开始萎缩,血管减少,黄体的颜色消退,月经将要来潮,此称为月经黄体。黄体寿命一般为 12～16 天,平均 14 天左右。黄体退化,其分泌功能亦减退,黄体进一步退化,并逐渐纤维化,外观呈白色,故称为白体。黄体退化依赖黄体溶解因子——$PGF_{2\alpha}$,它还能促进卵巢迅速释放催产素,促使血管收缩,加速黄体退化;另外黄体生成素受体结合抑制物(LH-RBI)随黄体期进展其浓度迅速增加,抑制黄体生成素与细胞膜受体结合,减少孕酮的合成,与雌激素协同起溶解黄体的作用,因而黄体退化。黄体退化后月经来潮,月经来潮表示这一次的卵细胞生命已终止,卵巢又会有新的卵泡发育,新的卵子又将产生,如此周而复始,女性生殖细胞不断产生。尽管女性卵巢中有数以万计的始基卵泡,但一生中只有 400~500 个卵细胞成熟,其余绝大多数卵泡均在发育过程中的不同阶段即自行退化,成为闭锁卵泡。

(三)子宫内膜周期性变化

月经的来潮是子宫内膜脱落的过程。子宫内膜呈淡红色绒样组织,靠近子宫肌层的部分称为基底层,无周期性变化。在基底层上面较厚者,约占内膜厚度的 4/5,受卵巢所分泌激素的影响,有周期性变化,此称为功能层,又由于它有脱落及再生的功能,故又称为生发层,这是子宫内膜的主要部分。根据组织结构的特点,功能层又分为致密层与海绵层,致密层居表面,较薄,腺体少,以间质细胞为主;海绵层较厚,内有大量腺体、血管和淋巴管。子宫内膜的周期性变化,即从月经来潮的第 1 天起至下次月经来潮为一个月经周期,以 28 天计算,育龄期正常女性其变化可分为:

1.月经期(月经周期第 1~4 天) 子宫内膜呈碎片状脱落、出血,出血以螺旋小动脉出血为主,功能层渐至全部脱落,在基底层表面的内膜仅留下腺管及血管的断端,以后受卵巢所分泌激素的影响,这些腺管及血管进行修复、再生,进而进入增生期。

2.增生期(月经周期第 5~14 天) 增生期又称为增殖期,此期主要是在雌激素的影响下子宫内膜发生变化。为阐述方便,按 5 天一期,增生期又分为早期、晚期:

增生早期(月经周期第 5~9 天),月经刚结束,子宫内膜中的腺体在基底层表面残留腺管的基础上增生、修复。由于月经来潮子宫内膜脱落所留下的创面,此时内膜很薄,约 1~2mm,腺体散在、稀疏,腺管管腔细小而直;子宫内膜中的间质很致密,间质中有毛细血管,小动脉较直。

增生晚期(月经周期第 10~14 天),子宫内膜比增生早期厚,可达 5~6mm,内膜中的腺体数目增多,腺管管腔变宽而弯曲;内膜中的间质增多,组织水肿,小动脉延长,可形成螺旋状。

增生期在雌激素作用下,内膜间质细胞能产生一种和蛋白质结合的碳水化合物名为酸性黏多糖(AMPS),还能使之浓缩聚合,形成间质中的基础物质,AMPS黏稠,对增生变厚的子宫内膜起支架作用。子宫内膜还存在有雌激素受体(ER)与孕激素受体(PR),在月经周期的第8~16天ER水平最高。

3.分泌期(月经周期第15~25天)　此期的子宫内膜在雌激素影响下又受孕激素的影响而发生一系列的变化,根据其变化特点又分为分泌早期、分泌晚期:

分泌早期(月经周期第15~19天),此时是在排卵后的第1~5天,子宫内膜在增生期的基础上又继续增厚,内膜中的腺体继续增多,腺体进一步弯曲、增大,腺体上皮细胞基底部出现含糖原空泡,并将细胞核向上推移,此为分泌早期的镜检特点;内膜间质中的螺旋小动脉生长更迅速,进一步弯曲螺旋。

分泌晚期(月经周期第20~25天),此时是在排卵后的第6~11天,内膜继续增厚可达8~9mm,子宫内膜腺体更进一步弯曲、增大,近经前期时可达高峰,具有高度的分泌活动,细胞浆内有很多分泌颗粒;内膜中间质疏松、水肿,小动脉更进一步弯曲螺旋,血管壁更加增厚,内膜呈锯齿状。这种疏松的子宫内膜内含有丰富的营养物质及微量元素,为受精卵7~8天的种植和发育创造了良好条件。

分泌期的子宫内膜中有ER、PR,PR在月经周期第18天达高峰。内膜中还有酸性黏多糖、溶酶体,在分泌期孕激素的作用下使溶酶体发育、活性增强,还间接产生大量前列腺素,据报道排卵后$PG_{2\alpha}$较增生早期高6倍。

4.经前期(月经周期第26~28天)　此期相当于卵泡发育中的黄体功能全盛期,内膜柔软呈丝绒样,厚可达10mm,有时与早期蜕膜相似。这时如果没有妊娠,由于黄体的退化,雌激素与孕激素的分泌迅速减少,子宫内膜得不到雌、孕激素的支持,子宫内膜中的腺体及腺上皮细

胞变性缩小;间质水肿渐渐消失,变得致密,内膜厚度逐渐变薄,可减少
1/3 左右。此时螺旋小动脉受压,血流变慢,血行受阻,血液内释放一种
血管收缩物质,使血管出现痉挛性收缩,尤以月经来潮前 24 小时内更
为明显。这时由于血供不足,缺血坏死,加之血管通透性的改变,继则
血管放松扩张破裂出血,内膜海绵层可见有小的血肿,这时就进入月经
期。通过电镜研究观察到子宫内膜中存在有酸性黏多糖,起着聚合凝
胶作用。内膜细胞中有溶酶体,含有多种水解酶,溶酶体膜破裂释放出
酶,促使细胞磷脂转变为前列腺素。在月经前期雌、孕激素水平下降可
促使溶酶体膜的通透性增加,释放水解酶增多,活性增加,分解酸性黏
多糖使之聚合凝胶作用减弱,乃至丧失,使细胞分离,内膜脱落。现又
有研究证明,子宫内膜具有内分泌功能,内膜中存在有黄体生成素、前
列腺素,前列腺素使血管痉挛及肌肉收缩,内膜坏死脱落。月经期前列
腺素 PGI_2 降低血小板的聚合及纤维蛋白的沉积而导致月经期出血。
总之,目前对月经出血的机理尚不甚明了,仍在探讨研究之中。

(四)女性性激素的功能

女性性激素有雌激素(E)、孕激素(P)、雄激素(T)、卵泡刺激素
(FSH)、黄体生成素(LH)、催乳素(PRL)等,其中以雌激素与孕激素尤
为重要。

1.女性性激素的来源　女性性激素主要是在卵巢内产生的。

(1)雌激素的来源:雌激素在排卵前主要来源于卵泡内膜细胞,由
孕酮合成,排卵后来源于黄体细胞。此外,肾上腺皮质亦分泌少量雌激
素。雌激素由于周期性变化,即故有两个高峰,第一个高峰出现在排卵
前夕,排卵后稍低,第二个高峰出现在排卵后的 7～8 天,但较第一个高
峰略低。如果女性妊娠,胎盘亦能产生大量雌激素。体内雌激素主要
有三种,即雌二醇、雌酮、雌三醇。最主要的是雌二醇,其活性最强;雌
三醇是雌二醇与雌酮的降解产物;雌三醇活性最弱。雌激素主要是在
肝脏内进行降解,降解的产物主要从小便中排出。

(2)孕激素的来源:孕激素在排卵前主要来源于肾上腺皮质,但量

很少。在排卵前卵泡颗粒细胞主要产物是孕酮,由于颗粒细胞中缺乏
17α-羟化酶,故只停止在孕酮阶段,为卵泡内膜细胞合成雌激素提供原
料。颗粒细胞堆内缺乏血管,使产生的孕酮不能直接进入血循环,与颗
粒细胞邻近的卵泡内膜细胞含有 17α-羟化酶,能使孕酮继续合成下去
最后形成雌激素。在排卵后颗粒细胞与卵泡内膜变为黄体,此时卵泡
内膜血管进入黄体,因而孕酮能直接进入血循环。黄体中颗粒细胞称
为颗粒黄体细胞,卵泡内膜细胞称卵泡膜黄体细胞,黄体细胞分泌孕激
素及雌激素。孕激素的分泌在排卵后 7～8 天黄体成熟时形成一个高
峰,以后就逐渐下降。妊娠后胎盘能产生大量孕激素。人体产生的孕
激素为孕酮,其代谢产物为孕二醇,孕激素主要是在肝脏内进行降解,
降解产物从小便中排出。

　　2.女性性激素的功能

　　(1)雌激素的生理功能

　　1)子宫:使子宫肌增厚,宫体血运增加,促使宫体发育,提高子宫敏
感性,加强子宫收缩力。促使子宫颈发育,使子宫颈口松弛,并增加宫
颈黏液分泌,使宫颈黏液变稀变薄,易拉成丝状,在排卵期能拉长达
10cm 以上,并出现羊齿状结晶。宫颈黏液的稀薄有利于精子的穿透,
进入宫腔,有助于受孕。还可使子宫内膜增生,子宫内膜功能层腺体增
多并生长发育,内膜血管生长充血,内膜脱氧核糖核酸(DNA)增多。

　　2)输卵管:促进输卵管发育,并使其蠕动增强,出现输卵管纤毛细
胞,有利于受精卵向宫腔运行。

　　3)阴道:使阴道上皮细胞增生、角化,使阴道上皮细胞糖原增加。
该糖原被阴道杆菌分解成乳酸,使阴道酸性增加,阴道抵抗力增强。

　　4)外阴:使外阴阴唇发育、丰满。

　　5)乳房:使乳腺腺管增生,乳房脂肪及结缔组织增生,乳头挺立,并
增加乳头乳晕色素。过量的雌激素能抑制乳汁的分泌。

　　6)卵巢:卵巢中卵泡从始基卵泡至成熟卵泡的发育均需要雌激素。
雌激素还有助于卵巢积蓄胆固醇,胆固醇可转化合成为雌激素与孕

激素。

7)垂体:通过对下丘脑促性腺激素释放激素的影响,控制垂体促性腺激素的分泌。主要是抑制 FSH 的分泌,促使 LH 的分泌。

8)新陈代谢:促使体内水与钠盐的潴留,对脂肪代谢有影响,使 β-脂蛋白减少,降低胆固醇与磷脂比例,可防止冠心病。

9)骨骼:促进血钙的沉积,青春期后加速骨骺端的闭合,绝经期后雌激素明显减少,因而骨质疏松,易骨折。

10)其他:能增加血容量但不增加红细胞数,起稀释血液的作用,此现象在妊娠期较为明显。还能使血中乙酰胆碱增加,副交感神经兴奋,从而使血管扩张,有散热作用,故排卵前期基础体温略低。雌激素还有拮抗雄激素的作用。

(2)孕激素的生理功能

1)子宫:使子宫肌松弛,活动能力减弱,对外界刺激的反应能力降低,故妊娠期子宫对催产素的敏感性降低,孕激素使子宫肌处于静止状态,这有利于受精卵在子宫腔内生长发育。促使子宫颈口闭合,使宫颈黏液的拉丝度减弱,宫颈黏液不再见有羊齿状结晶,而变为椭圆体。使增生期的子宫内膜转化为分泌期,为受精卵的着床创造条件。

2)输卵管:抑制输卵管的节律性收缩,使输卵管出现分泌细胞,并调节分泌功能,调节孕后受精卵的运行过程。

3)阴道:使阴道上皮细胞角化现象消失,加快细胞脱落,脱落的细胞出现褶卷、堆叠。

4)乳房:在雌激素促使乳腺腺管增生的基础上,促进乳腺腺泡的发育。

5)垂体:通过对下丘脑促性腺激素释放激素的负反馈,抑制垂体促性腺激素的分泌,主要是抑制 LH 的分泌。

6)新陈代谢:促进体内水与钠的排出。

7)体温:通过中枢神经系统能使体温升高,故排卵后的妇女基础体温可升高约 0.3℃～0.5℃。

　　总之,孕激素在促使子宫和乳房发育,使子宫内膜由增生期转变为分泌期,为妊娠做好准备等方面,与雌激素起协同作用;而子宫的收缩,输卵管的蠕动,子宫颈黏液的变化,阴道上皮细胞的角化和脱落变化以及对水、钠的作用等方面,孕激素与雌激素又起拮抗作用。雌激素与孕激素,甚至雄激素,它们的基础结构均为胆固醇,在合成代谢过程中,在某些酶的参与下可以相互转化,故临床上有时可见女性呈男性化,用药不当会增加副反应,应注意之。

(五)月经的发生机理

　　月经的发生与身体中肾气、天癸、冲脉、任脉、五脏、气血及精神因素等有着密切关系,如《素问·上古天真论篇》所云:"女子七岁肾气盛,齿更发长;二七而天癸至,任脉通,太冲脉盛,月事以时下,故有子。"所以说月经的产生是天癸、脏腑、气血、经络相互协调作用于子宫的生理现象。

　　天癸与月经:天癸之天为先天,肾为先天之本;天癸之癸为癸水,是指阴精。天癸是由肾所产生的一种促进人体生长、发育和生殖的物质,男女皆有。天癸原本于先天,成长于后天,直接参与男性和女性的生殖活动。明代张景岳称天癸为元精,那么天癸与月经的关系如何呢? 天癸是人之始生就已存在,仅量少力微无以作用,在 14 岁之后,身体发育、精血渐旺,天癸靠水谷精气的滋养而成熟,冲任脉通盛而月经来潮,就是说月经的来潮一定是天癸泌至成熟才可,天癸是先于月经存在的,有人说天癸这种物质实质上相当于现代医学所指的性激素。

　　脏腑与月经:月经的主要成分是血。中医认为心主血,肝藏血,脾统血,肾藏精,精化血,肺主气,气帅血,五脏安和,调节气血,气血运行蓄溢于子宫,使月经按期来潮。所以五脏与月经之间的关系极为密切,分述如下。

　　肾与月经:肾为先天之本,肾是元气之根,肾主藏,藏有肾精与肾气。肾气包含有肾阴与肾阳,肾阴与肾阳相互协调平衡才能维持机体的正常生理功能。肾阴又称元阴、真阴,是阴液的根本,对脏腑起滋养的作用；肾阳又称元阳、真阳，是阳气的根本，对脏腑起温煦、推动作用，脏腑安和气血生化才能旺盛。肾气盛实能促使天癸成熟。肾精是生殖发育的物质基础，肾藏精既藏生殖之精，又藏水谷之精，故先、后天之精均藏于肾，精能化血，血亦能生精，故有"精血同源"之说。肾精充盛能促使天癸成熟，如此才能促使血海满盈，冲、任脉通盛，月经来潮，说明肾与月经有着密切的关系。肾藏精生髓，脑为髓之海，肾与脑是相通的，共同参与月经的调节。由于肾亏的因素可以产生月经过少、月经先后不定期、闭经等病证，通过治肾能治愈上述月经的病证，所以说不仅从理论上分析，就是从临床实践上也证实肾与月经关系密切。

肝与月经：肝为藏血之脏，主疏泄，喜条达，具有贮藏血液和调节血流量的作用，全身的血液，除营养周身各器官部位之外，其余则储存于肝。由于肝的贮藏与疏泄，血液下注血海而为月经。如果肝的疏泄功能不正常，则可出现月经先期、月经过多、月经先后不定期；如果肝郁化火，火热上扰，可引起经行头痛、经行眩晕、经行情志异常等病证。通过疏肝、养肝等方法，可治愈上述之病证，所以说肝与月经的关系是极为密切的。

脾与月经：脾为后天之本、气血生化之源，脾统血，脾主运化，脾将饮食之营养精微运送到全身而濡养身体，这种营养精微物质经脾胃功能的化生而变为血液，月经的主要成分是血，说明脾胃与月经的产生有着极为密切的关系。脾又统血，因脾主中气，气能摄血，脾气健旺，则血海充盈，血循常道，月经正常；如果脾虚，生化乏源，则会产生月经过少、月经后期、崩漏、闭经等病证。经用健脾、补脾等方法治疗后，能治愈这些病证，所以说脾与月经的关系是很密切的。

心与月经：心主血，其充在血脉，血液能在血脉内运行，全赖心气的功能。如果心血旺，心气下通，血脉流畅，血入于胞脉，月经来潮；如果心气虚，心火旺，则会出现月经后期、月经先期、月经过少、闭经等病证。经用清心火、疏通血脉的方法则可治愈上述的病证，由此说明心与月经也有密切的关系。

气血与月经：女性以血为本，以血为用，妇女的生理特点是月经、孕育、分娩、哺乳，即平时所称的经、孕、产、乳。月经的主要成分是血，血盛则血海如期满盈，由满而溢，出现有规律的月经。怀孕之后月经闭止，聚血以养胎元。分娩之后的产褥期，机体需要一段时间的休养，才能渐渐恢复至孕前的状态，这段恢复期即平时所称的产褥期，需要血的濡养才能使身体尽快复元，以修复因分娩时耗气伤血所致的损伤。哺乳期的乳汁分泌全是由血所化生的。由此可见女性的生理特点，经、孕、产、乳均是以血为用。气与血两者之间是互为依存，相互资生，相互为用，不可分割的。血是气的物质基础，气是推动血行的动力，故中医有"气为血之帅，血为气之母"、"气行则血行"、"气滞则血凝"的理论。气血调和，则月经正常，身体健康；如果气血不和则可引起月经过少、闭经、痛经、崩漏、月经先期等病证。经用调和气血，或理气活血，或益气补血等方法治疗后，则可治愈上述病证，所以说气血与月经的关系是甚为密切的。

经络与月经：经络是内属脏腑，外络肢体，沟通内外，贯串上下，传递信息的路径、网络，把人体的各部分组织器官联成一个有机的整体。经络与月经有着密切的关系，经络中尤其是冲、任两脉与月经关系最为密切。

冲脉与月经：冲为血海，冲有"要冲"之意。冲脉是人体气血汇聚之地，人体的先天之元精与后天水谷之精气皆汇于冲脉，是气血运行的要冲。冲脉从循行路线上看与三阴经、三阳经都有联系，调节十二经，并滋润、温养十二经，所以又称冲脉为十二经脉之海。再者脏腑之血皆归于冲脉，是五脏六腑之海，故又有冲为"血海"之称。太冲脉盛，则月经来潮，到了49岁左右时太冲脉衰少，故月经断绝，可见冲脉与月经的关系是极为密切的。

任脉与月经：任脉之"任"，通"妊"，有"妊养"之意。任脉通过经络与全身阴脉相联，会于膻中穴，主一身之阴经，凡精血、津液都总司属于任脉，故又有任脉为"阴脉之海"之称。任脉起于胞中，故云"任主胞胎"，只有任脉气通，太冲脉盛才能促使月经来潮，并使孕育正常。

督脉与月经：督脉有"总督"之意。督脉维护人一身之阳气。督脉行于人身脊背之后，与诸阳经交会，故有"阳脉之海"之称。冲、任、督三脉同起于胞中，一源而三歧，督脉与任脉交会于龈交穴，任脉行人身之前，主一身之阴，督脉行人身之后，主一身之阳，阴阳循环往复，维持着阴阳脉气的相对平衡，调节月经如期来潮。

带脉与月经：带脉起于季肋，环身一周，如束腰带状，约束诸经，使经脉气血循行维持常度。

总之，女性月经的发生是天癸、脏腑、气血、经络相互协调，各司其职，作用于子宫的生理现象。

现代医学认为，月经是性周期的表现，月经的发生是一个复杂而精密的过程，很多机理尚不清楚，多数学者认为是下丘脑-垂体-卵巢三者相互作用的结果。它们之间存在着相互依存、相互制约的关系，又受中枢神经系统的调节，还受精神因素、外界环境及其他内分泌的影响而发生变化。现代研究发现，下丘脑细胞与一般神经细胞有别，它发挥一种转换器的作用，能接受神经递质（主要是儿茶酚胺-去甲肾上腺素和多巴胺）的刺激或抑制，同时还能接受来自血循环运转的内分泌信号，将这种信号转换成为产生内分泌激素的信号。这些激素进入血循环，通过血液影响受调节的器官而发生作用。下丘脑小细胞分泌促性腺激素释放激素（GnRH），主要有卵泡刺激素释放激素（FSH-RH）和黄体生成素释放激素（LH-RH），它们是通过 GnRH 脉冲频率的变动来调节的，当 GnRH 脉冲频率变慢，FSH/LH 比例就增大，频率增加使 LH/FSH 增大。下丘脑分泌的 LH-RH 调节垂体中 LH 的合成与释放；FSH-RH 能调节和促进垂体 FSH 的合成与释放；垂体前叶分泌的促性腺激素一般是指 FSH 和 LH。FSH 与 LH 是在垂体前叶的同一细胞中合成，但分别储存不同的小泡中，它们受 GnRH 的作用而产生。LH 与 FSH 分泌的比例变化是在垂体部分，性激素对 FSH 与 LH 的分泌比例是有选择性的。目前发现在卵巢内卵泡颗粒细胞和内膜细胞中有一种抑制素可选择性抑制 FSH 的分泌,有明显抑制卵泡成熟的作用。此外,垂体前叶还分泌催乳素(PRL),PRL 有抑制 FSH 的功能,PRL 受体能抑制卵巢甾体激素的合成,所以对性周期及生育均有一定的影响。卵巢所分泌的性激素主要是雌激素、孕激素及少量雄激素。性激素对性器官的发育,对子宫内膜的周期性变化,对效应组织产生生物作用,均是通过受体(一种具有专一性地与不同激素相结合能力的蛋白质)而发挥效应的,如果该组织和细胞不具备受体,则该组织和细胞就不能对激素产生效应。性激素是一类甾体类固醇物质,其实卵巢的周期性变化、卵泡的生长成熟、排卵及性激素的分泌还需要很多非甾体物质参与,因而女性性周期的调节、子宫内膜的周期性变化、月经的来潮是一个很复杂的过程,很多机理目前尚不能圆满解释。以下是目前较多学者认可的较简单的性周期的调节机理:

下丘脑分泌 GnRH,其中在 FSH-RH 影响下使垂体分泌 FSH。通过这些激素作用于卵巢,使卵泡逐渐发育成长,并分泌雌激素,雌激素作用于子宫内膜使之变化为增生期。随着卵泡的逐渐发育成熟,雌激素分泌量日益增多,这时通过正、负反馈作用,过量的雌激素则抑制下丘脑 FSH-RH,使垂体 FSH 的分泌减少(负反馈),同时促进 LH-RH,使 LH 的分泌增多(正反馈),月经中期(临近排卵期)LH 明显增多,出现一个高峰(高峰维持 24 小时后急速下降),在此高峰出现的前一天常出现一个雌激素高峰;这时在 LH 及 FSH 的影响下使卵巢中成熟的卵泡发生排卵,排卵后的卵泡膜形成黄体,黄体细胞分泌多量的孕激素和雌激素,孕激素作用于子宫内膜使之由增生期变为分泌期,这时由于孕激素和雌激素不断增多,多量的孕激素与雌激素对下丘脑促性腺激素及对垂体促性腺激素抑制,分泌量减少,如果排出的卵子未受精,则黄体退化、萎缩,雌激素与孕激素均随之分泌减少,子宫内膜得不到雌、孕激素的支持则发生缺血、坏死、脱落而出现月经。月经来潮后由于下丘脑促性腺激素分泌减少,此时又重新开始分泌,新的一个月经周期又开始了。如此周而复始,月经每月来潮。

三、带下生理

带下是正常女性阴道内适量无色无臭、黏而不稠的液体,起着滋润与抑制细菌、抗御外邪的保护作用。带下多为生理性带下,多数女性都会有带下,故古人有"十女九带"之说。《沈氏女科辑要》引王孟英语:"带下,女子生而即有,津津常润,本非病也。"带下来源于大阴唇、小阴唇、前庭大腺、阴道壁毛细血管渗透液、子宫颈、输卵管腺体的分泌物等。液体量约 0.5～1ml,液体中常混有阴道脱落上皮细胞、宫颈柱状上皮细胞,及多量微生物等。带下是体内的一种阴液,《景岳全书·带下》云:"盖带下出于胞宫,精之余也。"《灵枢·口问》云:"液也,所以灌精髓濡空窍者也。"生理性带下有周期性变化,在经前期、经间期(排卵期)、妊娠期带下会增多。排卵期时的带下质稀而透明如蛋清状,酸性降低,呈碱性反应,这有利于精子存活与通过宫颈,易于受精。子宫颈黏液是宫颈内膜葡萄状腺体的分泌物,受卵巢的影响而有周期性的变化,出现羊齿状结晶,越近排卵期结晶越典型,黏液拉丝度亦越长,排卵期拉丝度可达 10～15cm,临床根据宫颈黏液的变化情况可以了解卵巢的功能。

阴道内带下中常有多量的微生物,有报道约 5～10 种,最常见的是阴道杆菌,此杆菌能将阴道黏膜上皮细胞内的糖原分解成乳酸,使阴道呈弱酸性,pH 值为 4.5,使之能抑制细菌在阴道内生长繁殖,故而称为"自净作用",有保护阴道的作用。

带下是阴液,与肾、脾、任脉、带脉关系极为密切。《灵枢·五癃津液别论》云:"水谷皆入于口,其味有五,各注其海……其流而不行者为液。"《素问·逆调论篇》云:"肾者,水脏,主津液。"任脉为阴脉之海,精、血、津、液都属于任脉所总司,带脉约束诸经脉,所以在肾气盛、天癸至的情况下,当脾气健运升举,肾主藏精,任脉通调,带脉束固时,带下则布露于胞中,润泽阴部,起着滋润与保护的生理功能。当肾、脾、任脉、带脉病变时,则会出现带下病,正如《素问·骨空论篇》所云"任脉为病……女子带下瘕聚",而为带下病。

四、妊娠生理

从受孕起至胎儿娩出之前的一段时间称为妊娠。妊娠在中医文献中有重身、怀孕、怀子、有子等不同的名称。

妇女受孕后出现一系列的生理变化。一般在受孕后 3 个月内称为孕早期,又称早孕,此期将出现恶心呕吐,多数是晨起为剧,但多能忍耐,如果呕吐严重,甚至呕吐黄水,则属病态。正常妊娠初期有的人出现轻度的头晕、择食、喜食酸物、小便略多等症状;体征可见乳头、乳晕颜色变深褐色,乳房发育,如果进行妇科检查则见宫颈着色、变软、子宫体增大变软等。妊娠 3 个月之后至孕 7 个月为妊娠中期,又称中期妊娠,此期胎儿逐渐增大,腹部逐渐膨隆,有的患者出现小便频数、大便秘结、两下肢轻度肿胀等症状,此时由于聚血养胎,可出现轻度妊娠贫血;体征上可见腹中线、外阴等部位色素加深,腹部可出现妊娠纹。孕 8 个月至分娩时为妊娠晚期,又称晚期妊娠,该期孕妇腹部继续增大,分娩前 2 周左右,胎头将入盆,腹部坠胀感加重,有的患者会出现无规律性腹痛,表现为假宫缩现象。整个孕期约 280 天,足月妊娠后将"瓜熟蒂落",进入分娩状态。

整个妊娠期孕妇体重增加约为 10～12 公斤,孕后期有乳汁泌出,此称为初乳。从受孕之后至分娩的妊娠期内胎儿在子宫腔内的发育情况,中医文献《千金要方·养胎》中就有"妊娠一月始胚,二月始膏,三月始胞,四月形体成,五月能动,六月筋骨立,七月毛发生,八月脏腑具,九月谷气入胃,十月诸神备,日满即产矣"的记载,这样的记载与现代医学所观察到的情况大致相吻合。

俗讲"十月怀胎,一朝分娩",即指怀孕时间为十个阴历月,约 280 天。预产期是根据末次月经的日期来推算,即月份加 9,日期加 7,譬如末次月经日期为 2 月 8 日，即 2 加 9,8 加 7，分娩日期约为 11 月 15 日，前后相差 14 天均为正常孕期。

五、产后生理

经过十月怀胎后"粟熟自脱"，孕妇则临盆分娩。临产时遵照《达生篇》所指出的"睡、忍痛、慢临盆"六字要诀，对临产调护有重要的意义。临产时会出现有规律的子宫收缩，约 10～15 分钟即有一次宫缩，一次宫缩时间约维持 30 秒钟，以后宫缩间隔时间会越来越短，相反宫缩持续时间越来越长，伴随子宫的收缩而出现腰腹坠痛、肛门坠痛、肛门坠胀、欲解大便之感·同时阴道有少量出血，俗称"见红"，随后宫缩越来越强烈，则胞浆破，羊水流出，继而胎儿娩出，随之胎盘娩出，分娩告终。从有规律的子宫收缩起，至胎盘娩出止，整个分娩产程初产妇约需要 14～18 小时，经产妇约需 8～12 小时，分娩时的出血量约为 50～200ml。

分娩之后妇女要恢复到非孕时的状态，此时生理上将进行一系列的复旧变化，大约需 6～8 周才能基本恢复到孕前的状况，产后的这段时间称为产褥期。

新产之后，由于产妇分娩时的屏气用力，身体感觉疲乏，畏寒怕风，并微微自汗，体温正常或略高，一般不超过 37.5℃，同时由于子宫的复旧而有些腹痛，产后 3～4 天腹痛会自动消失。产后子宫排出的余血、浊液称为恶露，产后 3 天恶露颜色多为血性，第 6 天后转为淡红，2 周后转为白色，恶露一般在产后 3 周即净。恶露除有血腥味外，一般无特殊气味。

产后 12 小时便有乳汁分泌，初始量少、色淡，3～4 天后乳汁呈清白色，泌乳量亦渐增多，每日泌乳量约有 1000～3000ml，乳房增大。乳汁是由气血所化生，营养丰富，富有抗体，对婴儿的发育和健康极有帮助，故主张产后宜母乳喂养。哺乳时间一般以 10 个月为宜。

　　产后阴道、子宫等主要生殖器官约在产后 6 周基本恢复到孕前状态,但不能都完全达到孕前状态,如阴道变松弛,腹部皮肤留下永久性的妊娠纹。

　　由于产时的产伤、出血,以及产后的恶露、泌乳等诸多因素,认为产后"多虚、多瘀"为其特点,因而在产后的论治中应考虑其特点,才能收到较好的治疗效果。

第二章 正常妊娠

一、妊娠诊断

妊娠过程全长 40 周,可以分为三个阶段:第 12 周末以前为早期妊娠,第 13~27 周末为中期妊娠,第 28 周及其以后为晚期妊娠。

(一)早期妊娠的诊断

1.病史与症状

(1)停经:有性生活且平素月经周期规则的育龄妇女,月经过期 10 天以上,应高度怀疑妊娠。

(2)早孕反应:多数妇女在妊娠 6 周后出现头晕、乏力、嗜睡、食欲不振、恶心、呕吐、择食、厌油荤等不适,但不影响日常生活。妊娠 12 周后症状可自行消失。

(3)尿频:子宫增大向前压迫膀胱,孕妇可出现尿频,但不伴有尿痛等泌尿系感染征象。

2.体征

(1)乳房变化:乳房逐渐增大,自觉乳房胀痛,检查发现乳头及乳晕着色加深,乳晕周围出现蒙氏结节。

(2)生殖器官变化:阴道壁及宫颈着色。宫颈变软,子宫峡部极软,宫颈与宫体似不相连,称为黑加征。子宫体增大、变软,妊娠 12 周子宫体超出盆腔,可于耻骨联合上方触及。

3.辅助诊断

(1)超声检查:阴道超声较腹部超声诊断早孕更早。B超探及宫腔内孕囊、胚芽及胎心搏动可确诊宫内妊娠、活胎。停经12周测量胎儿头臀长度(CRL)评估孕周较为准确。孕龄11~13周测量颈项透明层厚度筛查唐氏综合征患儿。此外,用超声多普勒仪在子宫区域闻及有节律的、单一高调的胎心音,有助于诊断。

(2)妊娠试验:尿HCG检测多呈阳性。动态观察外周血β-HCG水平有助于分析妊娠状况,与异位妊娠及滋养叶疾病进行鉴别诊断的价值更高。

(3)宫颈黏液检查:取宫颈黏液涂片干燥后在光镜下可见到椭圆形结晶。

(4)基础体温测量:呈双相型,高温相持续18天以上,早孕可能性大。

(二)中晚期妊娠的诊断

1.病史与症状　有早期妊娠经过,子宫逐渐增大并出现胎动。

2.体征

(1)子宫增大:测量子宫底高度有助于判断胎儿大小及孕周。

(2)胎动:初产妇妊娠20周可自觉胎动,经产妇自觉胎动时间更早。

(3)胎体:妊娠20周可自腹壁触及胎体。妊娠24周后可区分胎头、胎臀、胎背及胎儿肢体。触诊时,胎头圆而硬,胎臀宽而软且形状略不规则,胎背宽而平坦,胎儿肢体小且有不规则活动。用手指经阴道或腹壁轻触胎体某一部分,得到胎儿漂走又回弹的感觉,尤以胎头明显,称浮球感。

(4)胎心音:正常值每分钟120~160次。妊娠12周可用超声多普勒仪听到,妊娠18~20周可用一般听诊器在腹壁听到。妊娠24周后胎心音在胎背侧最清晰。听诊时应注意与子宫杂音、腹主动脉音、胎动音及胎盘杂音鉴别。

3.辅助检查

(1)超声检查:B超可显示胎儿数目、胎产式、胎方位、胎先露、胎心搏动、胎盘位置及功能、羊水量及分布情况,并能测量胎儿身体各径线判断胎儿大小,检查有无畸形。

(2)胎儿心电图:目前国内常用间接法检测,诊断胎心异常有一定价值。

(三)胎姿势、胎产式、胎先露和胎方位

1.胎姿势　指胎儿在子宫内的姿势。正常情况下,胎头俯屈,脊柱略前弯,四肢交叉屈曲于胸腹之前,整个胎体似椭圆形。

2.胎产式　指胎体纵轴与母体纵轴的关系。两纵轴平行为纵产式,垂直为横产式,呈角度交叉为斜产式,后者属暂时性,临产后多转为纵产式。

3.胎先露　指最先进入骨盆入口的胎儿部分。纵产式有头先露及臀先露,横产式为肩先露。根据胎头屈伸程度,头先露可分为枕先露、前囟先露、额先露及面先露。臀先露可分为完全臀先露、不完全臀先露及单臀先露。复合先露较少见,指肢体与头或臀同时入盆。

4.胎方位　指胎儿先露部指示点与母体骨盆的关系。枕先露以枕骨、面先露以颏骨、臀先露以骶骨、肩先露以肩胛骨为指示点。枕左前位临床较多见,指胎头枕骨位于母体骨盆左前方,其余胎方位可类推。

二、围生期保健与监护

围生期是指妊娠满28周到产后1周,此期对孕产妇、胎儿、新生儿须进行一系列保健工作。如孕产妇并发症的防治,胎儿的生长发育,健康状况的预测和监护,以及制订防治措施,指导优生等工作。

【孕前保健】

怀孕前应进行健康检查和优生指导,特别对婚后1年,未避孕亦未怀孕者,有异常孕产史,孕前到区级妇幼保健所进行检查。

（一）优生指导

1.选择受孕时机如年龄 25～29 岁,结婚后 1 年内为宜。

2.注意居住和工作环境。

3.体力上,思想上不宜紧张。

4.避开情绪上挫折和经济上困扰。

5.男女中一方在生病期间不宜受孕。

6.受孕前禁烟酒和致畸药物。

（二）孕前检查

1.了解结婚时间,婚后性生活,避孕及生育情况。

2.母亲健康状况如生殖器官发育,以及慢性病如贫血、高血压、肝、肾疾病等。必要时应检查甲状腺功能,糖耐量试验及内分泌。不易受孕者,应详细检查男、女双方性功能。

3.有不良孕产史如流产、死产、围产儿死亡、新生儿缺陷等,详细询问发生发展及治疗经过,有无孕期感染,有关产科质量因素。

4.怀疑有遗传性疾病,男女双方应进行染色体检查。

5.新生儿溶血性疾病,男女应进行血型分析。

【孕期保健与监护】

根据妊娠不同阶段的特点,将妊娠全过程分为早、中、晚三个时期;12 周末前称为孕早期;13～27 周末称孕中期;满 28 周以后为孕晚期。孕期常出现不同并发症,其保健内容,各有不同重点。

（一）孕早期保健

1.一旦停经,有早孕反应,明确诊断。

2.适当休息,保持心情舒畅。

3.早孕反应如恶心、呕吐,给予安慰并鼓励进食,根据严重程度到医院就诊。

4.避免密切接触猫、狗等动物,以防 Torch 感染。

5.在医生指导下用药。

6.若有病毒感染,发热或服用过致畸药物,到优生咨询门诊,在医生指导下诊治,必要时终止妊娠。

7.正确对待流产,适当保胎是必要的,应在医生指导下寻找原因并进行治疗。

8.禁用有害、有毒的药品如接触农药、化肥、放射线等。

9.预防母婴破伤风,保证分娩环境卫生合格。

(二)孕中期保健

此期是胎儿生长发育最快时期,胎儿各器官基本定型并趋向成熟,保健要点,加强孕妇营养预防贫血,监测胎儿生长发育。

1.产前检查　是贯彻预防为主,保障母婴健康的重要措施,定期检查:

(1)时间:一般妊娠 20 周开始在妇幼保健所,辖区妇幼保健院检查,强调早期检查,登记,建卡;妊娠 20～36 周每 4 周查一次,36 周以后每周查一次,特殊情况随时就诊。

(2)内容:年龄、身高、体重、步态等,测量血压及心、肝、肺等,并检查乳房发育。

(3)产科检查:腹部检查,骨盆测量、阴道检查及肛门检查,测宫高腹围,腹部大小,形状及有无手术瘢痕,并进行四步触诊法。

(4)听诊:胎心音在妊娠 18～20 周均可听到正常胎心为 120～160 次/分。

(5)骨盆测量:用骨盆测量器,测量下列径线:髂棘间径正常值为 23～26cm;髂嵴间径正常值为 25～28cm;骶耻外径正常值为 18～20cm;出口横径正常值为 8.5～9.5cm。

(6)根据末次月经或胎动时间,推算预产期。

2.生化检查　血常规、血型;尿常规、蛋白定性;肝功能、乙肝全套及性病检查。

3.特殊检查　如产前诊断、染色体等应在专家门诊就诊。

4.电子仪器检查　胎儿监护仪监测胎儿的储备能力;B 超监测胎盘、羊水、胎儿发育情况,妊娠期一般 2 次。

5.自测胎动计数 每天早、中、晚各数 1 小时,3 次胎动相加乘以 4 为 12 小时胎动次数,一般在 20～40 次,平均每小时 3～5 次;胎盘功能低下时,胎动＜10 次/12 小时,提示胎儿宫内缺氧。如有胎动频繁或明显减少甚至消失应立即到医院就诊。

6.适当户外活动和散步,不宜束紧胸、腹,穿宽松衣服,平跟轻便鞋,保证充足睡眠。

7.按期参加医院或妇幼保健所举办孕妇学习班,了解妊娠的生理过程及保健知识。

(三)孕晚期保健

孕晚期常易出现并发症如妊娠高血压综合征、贫血、胎位不正、产前出血、胎膜早破、早产等,严重影响母婴安全,因此孕晚期保健要点:每次检查要重视孕妇主诉,产前检查时发现异常及时处理,一般要在有条件的省、市级医院和监护中心检查,必要时应在高危门诊加强监护及治疗。

1.应用妊娠图监测胎儿生长发育状况;

2.定期 B 超监测胎盘功能及胎儿大小;

3.必要时作胎盘无负荷试验监护,了解胎儿、胎盘的储备功能;

4.孕 28～32 周以前出现异常胎位予以纠正,如艾灸至阴穴和膝胸卧位,每日 3 次,每次 15min,1 周复查;

5.妊娠合并症及并发症者,在高危门诊进行检查及处理,必要时住院治疗;

6.指导孕妇和家属,掌握常规简单可行的自我监护方法,如数胎动,听胎心,孕妇体位及水肿状况;

7.让孕妇了解分娩的生理过程;

8.有临产先兆如血性分泌物,不规则腹痛、腰胀,应作好分娩准备,若有阴道流水、出血等应急诊就医。

【产褥期保健】

此期是生殖系统变化最大阶段,全身器官(除乳房外)逐渐恢复到正常状态,一般要 6 周时间,掌握一定的保健知识很重要。

1.阴道出血又称恶露变化　产后阴道出血似月经量,由鲜红—暗红持续 3 天,逐渐减少,并变成淡红色→白色。一般 3～4 周干净,若恶露持续时间延长,应到分娩的医院就诊,查找原因和治疗。

2.产后 4～6 小时鼓励产妇多饮水和排尿、防止产后尿潴留。　如有排尿困难可用:热敷、引尿、新斯的明 1mg 肌内注射;重者理疗或无菌技术操作下行导尿术,并持续导尿定期开放 2～4 小时一次。

3.产妇清洁卫生　①勤洗勤换及时更换卫生巾;②会阴有伤口者,用 5％活力碘外阴擦洗每天 2 次,取健侧卧位;③衣着以宽松吸汗、散热的棉织品内衣为宜。

4.休养环境清洁整齐、安静、舒适;室内温度保持在 24～28℃　相对湿度 50％～60％;保持空气新鲜每日通风 2 次,阳光充足,保证产妇及婴儿睡眠。

5.乳房护理　产妇哺乳期间,注意清洁,按需哺乳,用乳罩托起乳房;每次哺乳前洗净双手,温水擦洗乳头,在乳房周围及乳头按摩 1～2分钟;若有平或凹陷乳头,喂奶前用两大拇指向两边平拉或牵拉乳头;每次哺乳后,挤出多余乳汁,留 1～2 滴湿润乳头;防止乳头皲裂。

6.新生儿护理　每日温水擦洗或淋浴。注意保暖;预防红臀,每次排大便后,温水清洗并涂 10％鞣酸软膏;每次喂奶后,轻拍背部,排出胃中空气,防止溢奶,婴儿睡眠好,不吵闹,大小便正常,说明乳汁充足。

7.产后锻炼　可促进腹壁、盆底肌张力恢复,锻炼时间根据产妇情况,一般可在产后 1～2 周后进行,逐日加量。

8.性生活及避孕　产后 2 个月内禁止性生活,一般用避孕套和避孕环,不宜用药物。

9.产后检查　一般产后 42 天,产妇和婴儿应到辖区医院,妇幼保健院检查并进行新生儿预防注射。

【孕期营养】

孕妇要有丰富的营养,才能满足母儿的需要。应注意营养的搭配及适当增量,保证胎儿健康发育成长。一方面从食物中摄取;另一方面额外补充。

1.热能　孕妇需要增加热能是十分重要,特别是中期和晚期,基础代谢率比平常人高 10%～20%,随着胎儿的增长,热能需要更多。而且膳食热能摄入与新生儿出生体重关系密切;热能来源是由糖类、脂肪和蛋白质三大类。合适比例糖类供热占总热能 60%～70%,脂肪供热占 20%～25%,蛋白质供热能占 10%～15%。

2.蛋白质　是构成组织细胞的基本成分,妊娠期为了胎儿、子宫、乳房的增长及母体储备,需增加蛋白质,足够的蛋白质对胎儿的大脑发育十分重要;蛋白质来源于动物性和植物性食物,如鱼、肉、蛋、牛奶与豆类。

3.无机盐与微量元素　母体和胎儿需要钙以保持骨骼和牙齿正常生长,神经与肌肉的功能,血浆容量和肾小球滤过率增加。孕妇血中各种无机盐和微量元素的浓度降低,容易缺乏钙、铁和锌。

(1)膳食中钙来源于牛乳和乳制品,各种海产品如虾米、海带、紫菜;豆制品如黄豆;蔬菜等。

(2)铁来源于猪肝、瘦肉和内脏均含有丰富铁质;由于铁的吸收利用率差,难满足机体的需要,适当补充硫酸亚铁,每日 3 次,每次 0.5mg。

(3)锌来源于肉类、鱼类、海产品,尤以牡蛎含量高。

4.维生素　是维持身体健康,促进生长发育和调节生理功能必不可少的一类营养素如维生素 A、维生素 D、维生素 B_1、维生素 B_2、维生素 C 以及叶酸;维生素来源于新鲜水果、蔬菜。

【围生儿的喂养】

母乳是新生儿的最佳食品,初乳中含有丰富的蛋白质,脂溶性维生素,具有抗感染特性,是新生儿的特殊营养品,母乳的成分与温度均适宜,且易消化、能有效吸收;既经济又方便,更重要的是母婴之间产生一种特殊的亲切感。婴儿纯母乳喂养 4 个月之内不需添加辅食,因为乳汁分泌是产后激素水平的变化,产生乳汁,一旦哺乳开始,婴儿吸吮乳头,刺激神经末梢,产生喷乳反射,使乳汁适时定量泌出;只要精神放松、多吸吮、多刺激均可促进乳汁分泌,而充足的乳汁又是母乳喂养成功的关键。

【妊娠期胎教】

胎教是指改善人们的外在环境和内在环境,通过胎教使母儿身心更好发展,达到优生。具体做法:妊娠 3～4 个月,孕妇全身放松,用于轻轻地抚摸或拍打腹部,让腹中的胎儿进行宫内"散步"活动。有利于肌肉发育;妊娠 5 个月,让胎儿听音乐(轻松,愉快的乐曲),收录机放在母体腹部两侧,每天一次,定时进行。妊娠 7～8 个月,父母可与胎儿讲话,让其熟悉父母的声音,胎儿脑细胞充分发育。

【孕期用药】

孕妇用药应选择安全、有效、适量,必用的药物,不可滥用。也不能该用时又不用。合理用药原则:

1.明确指征,在专科医生指导下用药。

2.尽量选用非致畸药物,剂量适度,疗程宜短。

3.选用副作用小的药物。

三、正常分娩的生理

分娩是指妊娠满 28 周以后胎儿及其附属物,从临产发动至从母体全部娩出的全过程。妊娠 28 周～不满 37 周为早产,满 37 周至不满 42 周为足月产,≥42 周为过期产。在分娩过程中的不同阶段需根据不同情况进行处理。

(一)第一产程的处理

第一产程是以规律宫缩开始至宫口开全为止,又称宫颈扩张期,初产妇需 11～12 小时,经产妇需 6～8 小时。主要表现为宫缩规律,呈进行性加强,子宫颈逐渐扩张,胎头下降及胎膜破裂。

观察产程进展及处理原则:仔细观察,及时发现问题,尽早处理。

目前多采用产程图,对产程做到一目了然。产程图分潜伏期及活跃期。潜伏期是指临产出现规律宫缩开始至宫口扩张 3cm,此期间扩张速度较慢,平均每 1cm/(2～3)h,约需 8 小时,最大时限为 16 小时,超过 16 小时称潜伏期延长。活跃期指宫口扩张 3～10cm,此期扩张速度较快,约需 4 小时,最大时限为 8 小时,超过 8 小时为活跃期延长。活跃期又划分为 3 个阶段,最初是加速阶段,指宫口扩张 3～4cm,约需 1.5 小时,接着是最快速阶段,指宫口扩张 4～9cm,约需 2 小时,最后是减速阶段,指宫口扩张 9～10cm,约需 30 分钟,然后进入第二产程。

1.子宫收缩　定时连续观察宫缩持续时间,强度及间歇时间,并予以记录。还可用胎心宫缩描记图(CTG)进行监护。

2.胎心　用听诊器于潜伏期每 1～2 小时听胎心一次,活跃期后每 15～30 分钟听胎心一次,每次听 1 分钟。用 CTG 观察胎心与宫缩间的关系,判断胎儿在宫内的状态,明显优于听诊器法。若宫缩后胎心不恢复,<120 次/分或>160 次/分均提示胎儿缺氧,应寻找原因进行处理。

3.宫口扩张及胎头下降　潜伏期宫口扩张每 1cm/(2～3)h,约需 8 小时。活跃期指宫口扩张 3～10cm,此时宫口扩张明显加快,约需 4 小时,超过 8 小时为活跃期延长,可能有难产因素存在。胎头下降是以胎头颅骨最低点与坐骨棘平面的关系为标志的。胎头平坐骨棘以"0"表示,坐骨棘平面下 1cm 为"＋1",上 1cm 为"－1",以此类推。

4.破膜　胎膜多在宫口近开全时自然破裂,前羊水流出。一旦胎膜破裂,应立即听胎心,并观察羊水的性状、颜色。若先露为胎头,羊水黄绿色混有胎粪,应立即行阴道检查,注意有无脐带脱垂,并给予紧急处理。若羊水清而胎头高浮未入盆,应予以卧床,以防脐带脱垂,若破膜 12 小时未分娩者,应给予抗炎药物预防感染。

5.肛门检查(简称肛查)　肛查可了解宫颈位置、软硬程度、厚薄,宫口扩张程度(以厘米计算),是否破膜,骨盆大小,是否有骨产道异常;确定胎位及胎头下降程度。肛查次数不宜过勤,临产初期 4 小时查肛一次,经产妇或宫缩强者间隔应缩短。

6.阴道检查　适用于肛查不清,疑有脐带先露或脱垂,轻度头盆不称经试产 4～6 小时产程进展缓慢者。应在严格消毒下进行检查,能直接摸清胎头,触清胎头矢状缝及囟门,确定胎位、宫口扩张程度,以决定其分娩方式。

7.其他　第一产程中应每 4～6 小时测量一次血压,若血压升高应增加测量次数,并予以相应处理;鼓励产妇少量多次饮食;临产后每 2～4 小时排尿一次,以免膀胱充盈影响胎头下降;潜伏期未破膜者可行肥皂水灌肠,清除粪便避免分娩时排便造成污染;清洗外阴,剃去阴毛。

(二)第二产程的处理

第二产程是从宫口开全到胎儿娩出。初产妇需 1～2 小时,经产妇数分钟可完成。主要表现为宫口已开全,胎头下降达盆底,产妇有排便感,屏气用力,宫缩强,间隙短,会阴膨隆变薄,肛门松弛。

1.密切监测胎心　此期宫缩频而强,需了解胎儿有无急性缺氧,应勤听胎心,每 10～15 分钟听一次。必要时可使用 CTG 连续检测,若发现胎心确有变化,应立即阴道检查,尽快结束分娩。

2.正确指导产妇屏气　宫口开全后,正确指导产妇用腹压,一旦宫缩出现,先深吸气屏住,然后如解大便样向下用力屏气以增加腹压。若发现第二产程延长应及时找原因,采取措施结束分娩。

3.接生　接生者应按无菌操作常规进行消毒铺巾等,掌握好接生要领,保护会阴防止撕裂伤,若会阴体(会阴中心腱)较高,胎儿较大,母儿有紧急情况,急需结束分娩者就行会阴切开术。胎头娩出后,不要急于娩出胎肩,应先以左手自鼻根部向下挤压,挤出口鼻腔黏液及羊水,然后协助娩出全部胎儿,记录出生时间。断脐并结扎好脐带后交台下处理新生儿。

(三)第三产程的处理

第三产程是从胎儿娩出至胎盘娩出,需 5～15min,不超过 30min。产妇感到轻松,宫腔变小,胎盘剥离。

1.胎盘剥离征象　①宫底重新升高达脐上。②脐带自然下降。③阴道少量出血。④压迫子宫下段脐带不再回缩。胎盘娩出有两种方式:a.舒式,胎盘胎儿面先排出,阴道出血较少。b.顿式,胎盘母体面先排出,阴道出血较多,此种娩出式较少见。仔细检查胎盘及胎膜是否完整,同时检查会阴有无裂伤及侧切伤口,并予以按解剖关系进行缝合。

2.新生儿处理　清理呼吸道,用新生儿吸痰管或导尿管吸净口鼻腔黏液羊水,然后用手轻拍新生儿足底,新生儿大声啼哭,表示呼吸道通畅。

3.阿普加评分　以判断有无新生儿窒息及严重程度,根据出生后 1分钟时的心率、呼吸、肌张力、喉反射及皮肤颜色 5 项体征为依据,每项 0～2 分,满分为 10 分。4～7 分为轻度窒息,＜4 分为重度窒息。

4.预防产后出血　正常分娩多数出血＜300ml,若遇子宫收缩乏力的产妇应在胎头娩出后给予催产素 10～20U 静脉注射或胎盘娩出后注射 0.2～0.4mg 麦角新碱,预防产后出血。产后应在产室观察 2 小时,注意子宫收缩、宫底高度、阴道出血量及会阴有无血肿等。

四、产褥期的处理

从胎盘娩出至产妇全身各器官(除乳腺外)恢复至妊娠前状态,包括形态和功能,这一阶段称为产褥期,一般规定为 6 周。

1.休息与卧位　会阴无伤口者取自由卧位,有伤口者应健侧卧位或平卧。保证充足的睡眠。以便恢复体力。

2.饮食护理　给予易消化和富于营养的饮食,适量的新鲜蔬菜及纤维素,避免吃刺激性食物,少食多餐,并适当补充维生素和铁剂。多喝各种汤类促进乳汁分泌。

3.病情观察

(1)子宫复旧的观察:正常情况下,产后当日,宫底平脐或在脐下 1横指,以后逐日下降 1～2cm,至产后 10 日降入骨盆腔内。此期应严密观察子宫收缩情况,子宫不能如期复原常提示异常。

(2)恶露的观察:密切观察恶露情况,注意色、量、气味,正常恶露有血腥味,总量约 500ml,持续 4～6 周,量逐渐减少。如宫缩不良或胎盘胎膜残留,则恶露增多有臭味。

(3)严密观察生命体征,如体温>37.5℃以上者,应测量体温、脉搏、呼吸,每天 4 次。

4.会阴护理

(1)产妇如有外阴、阴道剧烈疼痛,排尿困难或直肠有压迫症状,应注意有无会阴血肿发生,如发现有会阴血肿,应立即配合医生进行切开、止血及缝合。

(2)会阴切开或自然破裂者,嘱产妇取健侧卧位,每日用 5% 活力碘棉球擦洗外阴两次并垫消毒卫生垫。保持外阴部清洁干燥。

(3)会阴水肿者可用 50% 硫酸镁液湿敷,会阴伤口红肿者,可用 95% 乙醇湿敷,每天 2 次,每次 20 分钟。

(4)会阴感染裂开者可提前拆线引流或行扩创处理,产后伤口愈合不佳者,在产后 7～10 天用 1∶5000 高锰酸钾溶液坐浴,每天 2 次;并根据医嘱给予抗生素治疗。

5.排尿的护理　产后 4～6 小时鼓励并协助产妇自行排尿,以防膀胱充盈影响子宫收缩而至产后出血。如不能自行排尿,可用下列方法诱导。

(1)鼓励和帮助产妇下床排尿。

(2)让产妇听流水声,用温开水冲洗外阴诱导排尿。

(3)下腹部正中放置热水袋。

(4)遵医嘱肌内注射新斯的明 1mg。

(5)上述方法均无效时给予导尿,并留置导尿管 1～2 天,定时开放,同时给予抗生素预防感染。

6.排便的护理　产后 2 天未能大便者给予缓泻剂,如中药番泻叶、酚酞(果导)片、开塞露等,必要时少量肥皂水灌肠,如有痔者可用 10%

鞣酸软膏涂在消毒纱布上轻轻按摩送入肛门。

7.乳房护理

(1)一般护理:乳房应保持清洁、干燥,哺乳前用温水擦洗乳头及乳晕,切忌用肥皂及乙醇擦洗。每次哺乳前应按摩乳房,刺激泌乳反射;哺乳时应让新生儿吸空乳汁,如乳汁充足未吸尽时,可挤出,以免乳汁淤积,影响再生。

(2)平坦及凹陷乳头护理:①乳头伸展练习,将两拇指平行的放在乳头两侧,慢慢地向头两侧外方拉开,使乳头向外突出;②乳头牵拉练习,用一手托住乳房,另一手的拇指和中、示指抓住乳头向外牵拉,重复多次;③配制乳头罩,对乳头周围组织起稳定作用;④在婴儿饥饿时先吸吮平坦的一侧。

(3)乳房胀痛及乳腺炎护理:产后3天内,因淋巴及静脉充血,乳腺管不畅,乳房可胀痛并有硬结、疼痛,可有轻度发热,1周乳腺管通畅后自然消失,如胀痛明显,可用以下方法缓解:①尽早哺乳,产后半小时哺乳,促进乳汁畅通;②热敷乳房,或轻轻拍打乳房;③按摩乳房,使乳腺管畅通,减少疼痛。

(4)退乳:因疾病和其他原因不能哺乳者,应尽早退乳,按医嘱给予退乳药物,如苯甲酸雌二醇;已泌乳者可用生麦芽泡茶服用,每天3次,连服3天。退乳期间限进汤类食物。

8.健康教育

(1)一般指导:出院后保证合理的营养,适当的活动与休息,注意个人卫生,保持良好的心态。

(2)计划生育指导:指导产妇选择适当的避孕方法。一般产后42天采取避孕措施,产后4周内禁止性生活。

(3)产褥期保健操:保健操可以促进腹壁、盆底肌肉张力的恢复,防止尿失禁,膀胱直肠膨出及子宫脱垂的发生。

(4)计划生育指导:顺产分娩后3个月,剖宫产术后6个月可上宫内节育器,产后6周在妇产科门诊及辖区妇幼保健院进行产后健康检查。

五、正常新生儿的监护、喂养及处理

孕龄达到 37 周至不足 42 周,出生体重≥2500g 的新生儿称为足月新生儿。从胎儿出生断脐到满 28 天前的时期称为新生儿期,它是胎儿逐渐适应子宫外生活的过渡时期,也是护理工作的重要时期。

1.入母婴同室评估

(1)了解母亲的特殊病史、本次妊娠的经过、分娩经过;了解产程中胎儿情况、出生体重、性别、Apgar 评分及出生后检查结果等。检查出生记录是否填写完整,并与新生儿身上的手圈核对床号、姓名、性别、出生时间。

(2)行身体评估,评估时应注意保暖。

1)一般检查:注意新生儿的发育、反应,观察皮肤颜色,有无瘀斑或感染灶。在沐浴后测裸体体重、身高;测量新生儿体温、呼吸、心率。

2)头面部:观察头颅大小、形状,有无产瘤、血肿及皮肤破损;检查囟门大小和紧张度,有无颅骨骨折和缺损;巩膜有无黄染或出血点;口腔外观有无唇腭裂。

3)颈部:注意颈部对称性、位置、活动范围和肌张力。

4)胸部:观察胸廓形态、对称性,有无畸形;呼吸时是否有肋下缘和胸骨上下软组织下陷;通过心脏听诊了解心率、节律,各听诊区有无杂音;通过肺部听诊判断呼吸音是否清晰,有无啰音及啰音的性质和部位。

5)腹部:出生时腹形平软,以后肠管充满气体,腹略膨出。观察呼吸时胸腹是否协调,外形有无异常;触诊肝脾大小;听诊肠鸣音。

6)脐带:观察脐带残端有无出血或异常分泌物。如脐部红肿或分泌物有臭味,提示脐部感染。

7)脊柱、四肢:检查脊柱、四肢发育是否正常,四肢是否对称,有无骨折或关节脱位。

8)肛门、外生殖器:肛门外观有无闭锁,外生殖器有无异常,男婴睾丸是否已降至阴囊,女婴大阴唇有无完全遮住小阴唇。

9)大小便:正常新生儿出生后不久排尿,出生 24 小时内排胎便。如 24 小时后未解大便应检查是否有消化道发育异常。

10)肌张力、活动情况:新生儿正常时反应灵敏、哭声洪亮、肌张力正常。如中枢神经系统受损可表现为肌张力及哭声异常。嗜睡时,予以刺激引起啼哭后观察。

11)反射:通过观察各种反射是否存在,可以了解新生儿神经系统的发育情况。持久存在的反射有觅食反射、吸吮反射、吞咽反射等,而拥抱、握持等反射随着小儿的发育逐渐减退,一般于出生后 3~4 个月消失。

(3)提供良好的环境:母婴同室的房间宜向阳,光线充足、空气流通、室温保持在 20~24℃,相对湿度在 55%~65%;床单元(一张母亲床加一张婴儿床)所占面积不应少于 6m²。

(4)安全措施:①新生儿出生后,在其病历上印上其右脚印及其母亲右拇指手印。②新生儿手腕上系有手圈,手圈上正确书写母亲姓名、新生儿性别、住院号。每项有关新生儿的操作前后都应认真核对。③新生儿床应铺有床垫,配有床围。④新生儿床上不放危险物品如锐角玩具、过烫的热水袋等。

2.预防感染措施

(1)每一房间应配有洗手设备或放置消毒溶液以使医护人员或探访者在接触新生儿前洗手或消毒双手。

(2)医护人员必须身体健康,每年需体格检查,每季度做鼻咽拭子培养,如带菌者应调离接触新生儿的岗位,经治疗 3 次培养阴性后才可恢复原工作。如患有呼吸道、皮肤黏膜、肠胃道传染性疾病者在接触新生儿前应采取相应的措施如戴口罩、手套等。

(3)新生儿患有传染性疾病如脓疱疮、脐部感染等,应采取相应的消毒隔离措施。

3.帮助新生儿适应母体外环境

(1)维持正常的体温。

(2)维持呼吸道的通畅。

4.帮助家属做好新生儿日常生活护理

(1)喂养:新生儿的喂养方法有:母乳喂养、人工喂养和混合喂养。

母乳是婴儿最佳的天然营养品,是任何代乳品、牛奶、各类食物都无法代替的,初乳中含有丰富的蛋白质,脂溶性维生素,具有抗感染特性。母乳的成分与温度均适宜、易消化,能有效吸收:既经济又方便,更重要的是母婴之间产生一种特殊的亲切感。纯母乳喂养是指新生儿4～6个月内不需添加辅食,实行母婴同室,早接触、早吸吮及按需哺乳是促进母乳喂养成功的关键。

1)一般护理:把母乳喂养的好处告诉产妇及家属,做好饮食营养指导,产妇每天摄入的总热量不低于12550kJ。摄入足够的蔬菜、水果及谷类。控制食物中总的脂肪的摄入,每天胆固醇的摄入量不超过300mg。补充足够的钙、铁、碘等必需的无机盐类。

2)早接触、早吸吮:阴道分娩的正常新生儿,出生半小时内全裸放在母亲胸部,进行皮肤接触30分钟,并帮助婴儿早吸吮。剖宫产母亲有应答后30分钟内进行皮肤接触30分钟。

3)指导哺乳方法:哺乳前嘱产妇洗净双手及奶头。①母亲采用舒适体位,常见坐式、卧式(侧卧、仰卧)、环抱式(剖宫产及双胎婴儿)。②呈"C"形手势,一只手托住婴儿,另一只手托起乳房,拇指与四指分别放在乳房上下呈"C"形。③婴儿含接时,应将乳头及大部分乳晕充分放入婴口中,吸吮时可见婴儿两颊鼓起,嘴唇突起,听到有节奏吸吮和吞咽声。

4)按需哺乳:母乳哺乳不限时间及次数,奶胀就喂,婴儿饿了就喂。喂哺时母亲及新生儿均应选择舒适位置,采取正确的姿势,注意婴儿含接姿势。每次哺乳后,应将新生儿抱起轻拍背部1～2分钟,排出胃内空气,以防止吐奶。

5)哺乳时,护士应巡视婴儿吃奶情况,了解乳汁分泌情况,注意母亲的乳房不要堵塞婴儿鼻子,并宣教哺乳知识。

(2)沐浴:沐浴可以清洁皮肤,评估身体状况,促进舒适。沐浴时室温以 26～28℃,水温以 38～42℃为宜;沐浴前不要喂奶,新生儿出生后体温未稳定前不宜沐浴;沐浴动作应轻而敏捷,防止损伤;每个婴儿用一套沐浴用品防止交叉感染。

(3)脐部护理:断脐后要密切观察脐部出血情况,保持脐部清洁干燥,每次沐浴后用 75%乙醇消毒脐带残端及脐轮周围,然后用无菌纱布覆盖包扎。保持包扎敷料的干燥清洁。

(4)皮肤护理:新生儿娩出后应及时抹净皮肤表面血迹,去除胎脂,剪去过长的指(趾)甲。

(5)臀部护理:目的是避免发生红臀、溃疡或皮疹等。定时更换尿布,大便后用温水清洗臀部,揩干后涂上软膏。尿布使用松紧合适,不宜用橡皮布或塑料纸作为婴儿床垫。一旦发生红臀,可用红外线照射,每次 10～20min,每天 2～3 次,如皮肤糜烂,可用消毒植物油或鱼肝油纱布敷于患处。

5.免疫接种

(1)卡介苗:将 0.1ml 卡介苗作左臂三角肌下端偏外侧皮内注射,一般于出生后 12～24 小时接种。禁忌证:①早产儿;②低体重儿;③体温在 37.5℃以上;④严重呕吐、腹泻、湿疹、脓疱疹;⑤产伤或其他疾病者。

(2)乙肝疫苗:正常新生儿在出生后 24 小时、1 个月及 6 个月各注射基因工程乙肝疫苗 $10\mu g$。

6.心理护理   新生儿期的心理护理,对今后发展良好的母儿心理,培养母儿亲情具有重要意义。

第三章 异常妊娠

第一节 习惯性流产

凡是自然流产连续发生 3 次或 3 次以上者，每次发生流产的时间在或不在同一妊娠月份，称为习惯性流产，中医称之为"滑胎"、"数堕胎"。其临床特征与一般流产相同。早期原因有黄体功能不全、精神因素、垂体功能不足、染色体异常、精子缺陷等。晚期最常见的原因是宫颈内口松弛、子宫畸形、子宫肌瘤、母儿血型不合等。

本病最早见于《诸病源候论·妇人妊娠病诸候上》之"妊娠数堕胎候"，指出数堕胎的原因是气血不足，《太平圣惠方》对本病也有明确的记载。明代张景岳在《景岳全书》中对本病有更详尽的论述。需要指出的是，在中医古籍中，滑胎还有另外一种意思，即用药物使胎滑易产，与屡孕屡滑的意义不同。将屡孕屡滑称做"滑胎"，见于《叶氏女科证治·安胎上·滑胎》。中医认为本病的主要病机是冲任损伤，胎元不固，或胚胎缺陷，不能成形，故屡孕屡堕。常见分型有肾气亏损和气血两虚等。

由于引起习惯性流产的原因很复杂，因此本病的预后有好有坏，好者保胎成功，坏者则发生流产。对本病来说，关键在于预防。

【诊断】

1.病史　自然流产连续发生 3 次以上，表现为屡孕屡堕，流产过程与一般流产相同，流产发生时间与以往基本相同，即多发生在相同的妊娠月。

2.症状　孕前多有腰酸乏力的表现,孕后无症状或有腰酸背痛、阴道流血等症状,若为子宫颈内口松弛引起的妊娠中晚期流产,流产前多无自觉症状,表现为阵发性腹痛,随之胎儿排出。

3.检查　妇科检查发现部分患者有子宫畸形、子宫肌瘤、子宫颈口松弛,常为晚期滑胎的原因。实验室检查可以发现黄体功能不全、垂体功能不足、染色体异常等异常情况,或发现母婴血型不合。B超可以发现子宫形态改变、胚胎情况不良、子宫颈口松弛等情况。抗体检测ACL、AsAb及CMV、Rub、HSV等病毒抗体。

【鉴别诊断】

1.妊娠腹痛　妊娠期,因胞脉阻滞或失养,气血运行不畅而发生小腹疼痛的病证,但无腰酸,也无阴道流血。

2.难免流产　妊娠后出现阴道流血,出血量超过月经量,下腹阵发性剧痛或出现阴道流水(胎膜已破),检查宫颈口已经开大,有时可见羊水流出,胚胎组织或胚囊堵塞于宫口,子宫大小与停经月份相符或略小。

3.异位妊娠　以输卵管妊娠为多,宫外孕可有少量不规则阴道流血,但发病即伴有剧烈的下腹部撕裂样疼痛,多限于一侧,约1/3患者伴有晕厥和休克,与本病有所区别。妊娠试验、后穹窿穿刺术及B超检查有助诊断。

4.鬼胎　鬼胎,西医称为葡萄胎。常有不规则阴道流血,有时可有阴道大量出血,在阴道出血物中可发现水泡状物。多数患者子宫大于相应月份的正常妊娠子宫。B超检查有助于诊断。

【辨证要点】

1.辨病因　造成滑胎的原因很多,有母体方面的原因,有胎儿方面的原因,有母婴双方面的原因,有父亲方面的原因,辨清原因对防治本病有非常重要的意义。

2.辨症状　若阴道出血量少,腹痛腰酸下坠轻微,脉滑,病情轻,保胎预后好;若阴道出血量多,色红,腰酸腹痛,阵发性加剧,下坠感明显,病情重,预后差。

3.辨胚胎情况　若胚胎存活,症属先兆流产,以安胎为主,若胚胎情况不良,为难免流产、不全流产或过期流产则宜尽早下胎。

【治疗】

(一)现代治疗

1.应于再次妊娠前查找流产原因,如夫妇双方染色体、血型及男方精液、女方生殖道的检查,从而进行病因治疗。

2.对紧张、焦虑者给予安慰与精神支持,对患者做好病情解释工作,以解除患者的多思多虑与恐惧。对情绪过于紧张者,适当选用无致畸作用的镇静剂。

3.严禁房事,以免扰动胎元。避免劳累,注意休息。饮食要讲究卫生、营养。

4.激素治疗:黄体功能不足或不明原因者,可用黄体酮 10~20mg,每日 1 次,肌注,直至妊娠 10 周或超过以往发生流产的月份。维生素 E 有类似黄体酮的作用,可同时应用,10mg,每日 3 次。绒毛膜促性腺激素,每次 1000U,每日 1 次,肌注;或每次 2000U,每日或隔日 1 次,肌注,用至妊娠第 9~10 周。

5.如系宫颈内口松弛引起习惯性流产者,应于妊娠前做宫颈内口修补术,或于妊娠 14~16 周行宫颈内口环扎术。

6.阴道内细菌培养阳性者,在药敏试验未确认前,选用广谱抗生素,如先锋霉素类、大环内酯类,可用头孢拉啶 2.0~4.0g 加入 5% 葡萄糖注射液 500ml,同时用 0.15% 甲硝唑 200ml,每日分 2 次静滴。药物敏感确认后,则选用相应抗生素治疗,直到宫颈分泌物细菌培养阴性为止。

7.习惯性流产若系感染因素引起的,可采用以下方法:

(1)弓形体感染:治疗应在孕前进行。乙胺嘧啶,第 1 天 75mg,以后每天 25~50mg,连用 5~7 天,口服,10 天后继续第 2 个疗程。或螺旋霉素,每次 200mg,每天 4 次,连用 2～3 周,停 2 周,可间断重复 2～3 个疗程。也可用于孕期发现弓形体感染者。

(2)支原体感染:已妊娠的,暂不予给药。妊娠晚期可用罗红霉素,每次 150mg,每日 2 次,连用 14 天;红霉素,每次 500mg,每日 4 次,连用 14 天。

(3)衣原体感染:应在孕前用药。四环素,每次 500mg,每日 4 次,连用 7 天;或口服强力霉素,每次 100mg,每日 2 次,连用 7 天;口服红霉素,每次 250mg,每日 4 次,连用 7 天。若男方也被感染,应同时用药。

(4)病毒感染:宜在孕前进行病毒监测,如风疹病毒、巨细胞病毒、疱疹病毒 IgG 滴度异常升高;IgM 为阳性者,提示新感染或复发感染,应早期进行人工流产。

8.免疫因素所致习惯性流产

(1)抗精子抗体阳性:应在孕前采取措施,可用避孕套避孕,脱敏治疗半年至一年,降低或消除抗体含量,若抗体滴度不下降,加用免疫抑制剂。予强的松,每次 5mg,每日 2 次,口服。

(2)抗自身抗体阳性:妊娠早期开始服用皮质激素或小剂量阿司匹林,以改善胎盘功能。予泼尼松,每天 4mg,或阿司匹林,每天 75mg,口服。

(二)辨证治疗

1.肾气亏损证

证候:自然流产连续发生 3 次或 3 次以上,腰酸耳鸣,头晕目眩,精神萎靡,目眶黯黑,或面色晦暗,舌淡苔白,脉沉弱。

治法:补肾益气,固冲安胎。

方药举例:补肾固冲丸加减。菟丝子 15g,续断 15g,巴戟天 15g,杜仲 15g,熟地黄 15g,当归 12g,鹿角霜 15g,枸杞子 15g,阿胶(烊化)10g,党参 12g,白术 15g,砂仁(后下)3g,南瓜蒂 2 个。

加减:腰痛如折,加狗脊 15g,仙灵脾 15g;出血量多,加仙鹤草 30g,

熟地炭 15g,苎麻根 15g;小腹坠痛,加升麻 9g,白芍 9g,甘草 3g;形寒肢冷,加肉桂 3g,黄芪 15g。

2.气血两虚证

证候:自然流产连续发生 3 次或 3 次以上,平时月经量少或月经周期推迟或有过闭经,面色㿠白或萎黄,头晕心悸,神疲乏力,舌淡苔薄,脉细弱。

治法:健脾益气,养血护胎。

方药举例:泰山磐石散加减。人参 12g,黄芪 15g,当归 15g,续断 15g,黄芩 15g,川芎 12g,白芍 12g,熟地黄 15g,白术 15g,炙甘草 6g,砂仁(后下)3g,糯米 12g。

加减:出血量多,去川芎,加仙鹤草 30g,岗稔根 15g;头晕目眩,加枸杞子 12g,山茱萸 10g;大便溏薄,加淮山药 15g,苍术 10g;心悸失眠,加煅龙牡(先煎)各 18g。

3.血热动胎证

证候:自然流产连续发生 3 次或 3 次以上,妊娠期间出现身热,少量阴道出血,色红质稠,心烦口渴,大便秘结,小便黄赤,舌红苔薄黄,脉滑数。

治法:清热凉血,固冲安胎。

方药举例:保阴煎加减。熟地黄 15g,生地黄 15g,白芍 15g,山药 15g,续断 15g,黄芩 10g,黄柏 6g,甘草 6g。

加减:若身热较显,加金银花 12g,板蓝根 10g;下血较多者,加大蓟 15g,小蓟 15g;口腔溃疡,加黄连 3g,金银花 10g;大便秘结,加全瓜蒌 12g;口渴喜饮,加白茅根 15g,芦根 15g。

4.瘀阻胞脉证

证候:素有癥病,孕后屡屡堕胎,腰酸,小腹坠痛,舌质紫黯或有瘀斑、瘀点,脉弦滑或涩。

治法:祛瘀消癥,固冲安胎。

方药举例:桂枝茯苓丸合寿胎丸加减。桂枝 5g,茯苓 10g,赤芍

10g,白芍5g,牡丹皮12g,桃仁10g,菟丝子15g,续断12g,阿胶(烊化)10g,桑寄生12g。

加减:腰酸,加杜仲15g,狗脊12g;阴道见红,加苎麻根12g,蒲黄炭12g。

(三)其他疗法

1.中成药

(1)安胎丸:每次6g,每日3次,用于肾虚血弱之滑胎。

(2)保胎无忧散:每次5g,每日2次,用于气虚血弱之滑胎。

(3)保胎灵:每次4片,每日3次,用于肾虚之滑胎。

(4)妇康宝:每次10ml,每日2次,治疗冲任血虚之滑胎。

(5)保产安胎丸:每次1丸,每日2次,用于肾虚血弱、气血不和之胎动不安。

2.单方验方

(1)益气补肾安胎汤:党参、黄芪各15g,白术、熟地黄、杜仲各12g,白芍10g,陈皮6g,炙甘草4.5g,治疗习惯性流产。

(2)芩术寄生汤:桑寄生45g,黄芩、白术各10g,水煎服,每日2次,在妊娠确诊后,连服1～2月,或服过最易流产期。适用于习惯性流产。

(3)护胎饮:玉米外衣1个,甘草3g,炒白术10g,水煎代饮,半月1次。从妊娠3个月后起,服至分娩。适用于习惯性流产。

3.外治法

(1)益母草(烧存性)、莲蓬房(烧存性)各15g,艾叶15g,以上药物共成细末,用少量食醋调和成泥状。用时,取药泥30g敷脐,并用纱布、胶布固定,每日换药1次。主治习惯性流产。

(2)杜仲、补骨脂各等份,共为细末。用时取适量水调敷脐,纱布覆盖,胶布固定。每日换药1次,贴过以往流产期。适用于习惯性流产。

4.针灸疗法

(1)温针:取主穴百会,配穴足三里、外关、行间、三阴交、血海、关元。方法:用20号2寸针向前横刺百会穴,捻转得气后,在针尾加用艾卷点燃加温。行间穴向上斜刺,得气后用温针灸,其余各穴用 3 寸针直刺,用提插手法。配穴交替施用。每日 1 次,10 次为 1 疗程。治疗习惯性流产。

(2)菟丝子末填脐,高出肚皮 1~2cm,取艾柱置药末上灸,按年岁每岁 1 壮,每日灸 1~2 次,灸足壮数为止。治疗肾虚型习惯性流产。

5.推拿疗法　取隐白、复溜、章门、太渊、膻中、百会穴,每穴平揉、压放各 100 次,均用补法。点穴次序同前,每周可点 2~3 次,没有任何感觉时,每周可点 1 次,到 6 个月以后,停止点穴。治疗习惯性流产。

6.饮食疗法

(1)鲜地骨皮 250g,面淡无华、精神不振者加红参、黄芪、当归,与老母鸡 1 只用文火共炖 3 小时,汤与鸡肉分 3 次服完,连用 2~3 次。适用于气血不足、血热型习惯性流产。

(2)干莲子(留皮去心)、鲜苎麻根各 30g,糯米 60~120g,加水煮成粥,去苎麻根,随意服食,每月服 3 次,至足月分娩。适用于血热型习惯性流产。

(3)苎麻根(去皮)25g,莲子(去心)15g,糯米 20g,加水文火煮至莲子熟透后,去苎麻根,加黄糖适量服食。适用于习惯性流产。

(4)黄芪 20g,糯米 60g,加水文火煮成粥,1 日分 2 次服完。适用于气虚型习惯性流产。

【预防调护】

(一)预防

1.找出流产原因,配合病因治疗。

2.孕前强健夫妇体质,未孕之前即采取补肾健脾、益气养血、调经固冲等方法防治。

3.孕后立即保胎治疗,不要等到有了先兆流产症状之后再施安胎。服药时间应该超过以往流产的月份,在无胎漏、胎动不安之征象后方可停药观察。

4.孕后严禁房事。勿急行、攀高,慎防跌扑闪错,以免扰动胎元。

并嘱孕妇要避免劳累,注意休息。

(二)调护

1.饮食合理,加强营养、经常服用安胎药膳。

2.稳定情绪,安心养胎、不急躁、不焦虑、不恐惧。

3.避免劳累,多卧床休息。

4.注意围产期保健,谨防感冒。

5.保持大便通畅,切忌大便时过分用力。若有便秘,可多食富含粗纤维的果蔬,或用蜂蜜、芝麻等润肠之物。

6.不吃有损于胎儿的药物,不用大黄、番泻叶之类的泻药。

第二节　妊娠剧吐

妊娠剧吐,中医称其"妊娠恶阻"。恶阻病名首见于《诸病源候论·妊娠恶阻候》,但对恶阻的认识早在《金匮要略·妇人妊娠病脉证并治》就有记载,并以干姜人参半夏丸主治妊娠呕吐不止。《诸病源候论·妊娠恶阻候》则对恶阻的病理做了进一步论述。对于恶阻的解释《胎产心法》云:"恶阻者,谓有胎气,恶心阻其饮食也。"妊娠恶阻是孕妇在妊娠早期出现严重的恶心呕吐、头晕厌食,甚至食入即吐的病证。本病的主要特征是厌食、恶心、呕吐的发生与妊娠密切相关。

妊娠恶阻又称"妊娠呕吐"、"子病"、"病儿"、"阻病",是妊娠早期常见的病证之一,临床上多见于第一胎孕妇,常由早孕反应(早孕时出现择食、食欲不振、轻度恶心呕吐、头晕、倦怠等症状)进一步发展而来。双胎妊娠发生剧烈呕吐者较多见。中医认为发生本病的机理主要是"冲气上逆,胃失和降",胃虚、肝热、痰滞均可引起本病。绒毛膜病变如葡萄胎、绒毛膜上皮癌等也会发生剧烈呕吐,需要引起高度重视,但其治疗以终止妊娠为原则,不在本病讨论范围。

妊娠恶阻的预后一般良好,若妊娠恶阻症状严重,频繁剧烈的呕吐会引起水及电解质紊乱,以及脂肪代谢的中间产物——酮体积聚,形成代谢性酸中毒,甚至肝、肾功能受损。

本病西医称作妊娠剧吐,目前多认为与血中绒毛膜促性腺激素水平急剧上升有关;也可能与大脑皮质及皮质下中枢功能失调,以及丘脑下部植物神经系统功能紊乱有关。

【诊断】

1.以厌食、恶心、呕吐为主症,发生在妊娠早期。

2.病情严重时,滴水不进,呕吐频繁,呕吐物为透明黏稠物或胆汁、咖啡渣样物。

3.伴随症状有头晕、失眠、神疲乏力、明显消瘦、胃痛、嘴唇燥裂、皮肤干瘪、呼吸呈醋酮味等,舌干苔厚,脉数。

4.实验室检查

(1)血液检查:红细胞计数、血红蛋白、红细胞压积、全血黏度及血浆黏度检查,以了解有无血液浓缩。二氧化碳结合力或血气分析以了解血液电解质、pH 值、碱储备及酸碱平衡情况。测定胆红素、转氨酶、非蛋白氮、钾、钠、氯、肌酐,判断肝、肾功能受损情况。若血红蛋白高达 150g/L 以上,红细胞比容增加达 0.45 以上,提示由于呕吐脱水,血液呈浓缩状态;血中二氧化碳结合力下降至 220mmol/L 以下,提示酸中毒;血钾低于 3.5mmol/L,血氯低于 95mmol/L,提示电解质紊乱;ALT 升高,胆红素大于 13.3mmol/L,肌酐升高,尿素氮大于 4.4mmol/L,提示肝、肾功能受损。

(2)尿液检查:检查尿比重,尿中有无酮体、管型和蛋白,判断病情严重程度及肝、肾功能受损情况。轻度妊娠恶阻尿中酮体测定多为阴性或弱阳性或时阴时阳,中、重度妊娠恶阻尿酮体、尿蛋白定性测定为阳性($+\sim+++$),提示病情严重。

(3)心电图:可以及时发现有无高低血钾所致心律变化及心肌损害程度。

(4)血、尿 HCG 测定,B 超,胎心测定等检查可以排除葡萄胎引起剧吐之可能。

（5）眼底检查：一般无异常发现，严重者可以出现视神经炎及视网膜出血。

【鉴别诊断】

1.妊娠合并病毒性肝炎　恶心呕吐、食欲减退的同时伴有厌油腻、腹胀腹泻及肝区痛，或有高热、黄疸；检查肝脏肿大，有压痛；有与肝炎患者密切接触，或接受输血、注射血制品的病史。肝功能、HBsAg、血清胆红素的化验检查等可资鉴别。而妊娠剧吐后出现黄色肝萎缩则先有剧吐、饥饿、酸中毒，再有肝区疼痛、黄疸。

2.妊娠合并急性胆囊炎　多在饮食油腻后发生恶心呕吐，且有右上腹绞痛，并向右肩放射，常伴有高热、寒战；右上腹肌紧张、胆囊区触痛明显或有反跳痛；化验白细胞增多等；B超有助诊断。

3.妊娠合并急性胃肠炎　多有饮食不洁史，除恶心呕吐外，常伴脘腹疼痛，腹泻便溏；大便检查可见白细胞和脓细胞。

4.妊娠合并急性胰腺炎　恶心呕吐常出现于饱食或饮酒后，并有突然出现的上腹剧痛，剧痛会向左肩或腰部放射，伴有发热；血清淀粉酶升高。

5.妊娠合并急性阑尾炎　本病开始于脐周或中上腹部疼痛，伴有恶心呕吐，随后腹痛转移到下腹；有压痛及反跳痛，伴有腹壁紧张；出现体温升高和白细胞增多。

6.中毒　有机磷、毒蕈、棉籽、苯、醇、铅、砒等中毒均可以出现恶心呕吐、腹痛腹泻、头晕头痛。但毒物引起的恶心呕吐，通过了解毒物接触史及分析呕吐物可助鉴别。

7.葡萄胎　恶心呕吐较剧烈；阴道不规则出血，或混有水泡状物；子宫大小多数较妊娠月份大；血 HCG 水平明显升高；B超显示宫腔内呈落雪状图像，而无胎儿结构。

【辨证要点】

1.辨呕吐物性状　呕吐物为酸水或苦水，多为肝热；呕吐物为清水、无热臭味，多为脾胃虚弱；呕吐物为痰涎、量多，多属痰湿中阻；呕吐无物,唇干舌燥,为阴液亏损。

2.辨全身证候　脾胃虚弱,兼见神疲乏力,纳差,腹胀,便溏;肝胃不和,兼见胸闷嗳气,泛吐酸水,胁肋作胀;痰阻气逆,兼见呕吐痰涎,胸闷脘胀,嗜卧身重;气阴亏耗,兼见形体消瘦,口渴,尿少便干,唇舌干燥。

【治疗】

(一)现代治疗

1.给予患者精神安慰,消除思想顾虑。

2.轻度的妊娠反应可不必治疗,症状明显时,可给予维生素 B_6,每次 10mg,每日 3 次口服;如伴有消化不良,给予维生素 B_1 每次 10mg,每日 3 次口服或胃蛋白酶合剂 10ml,酵母片 2～3 片,每日 3 次口服,适当补充维生素 C;若呕吐较剧烈,可给予小剂量镇静剂,苯巴比妥0.03g,每日 3 次,或氯丙嗪 25mg,每 12 小时 1 次,以镇静止吐。

3.保证足够的睡眠与休息。

4.呕吐严重或伴有脱水,尿酮体阳性时,静脉滴注 5％～10％葡萄糖注射液及林格液至少 3000ml,并在输液中加入维生素 C 300mg、维生素 B_6 100mg、电解质和碳酸氢钠溶液;肌注维生素 B_1 100mg。

5.保守治疗无效者,可试加肾上腺皮质激素,如氢化可的松 200～300mg 加入 5％葡萄糖注射液 500ml 内静脉滴注。

6.体温维持在 38℃以上,心率每分钟超过 120 次或出现黄疸时,应考虑终止妊娠。

(二)辨证治疗

1.脾胃虚弱证

证候:妊娠早期恶心呕吐,口淡乏味,不思饮食,食入即吐,头晕嗜睡,神疲体倦,舌淡苔白,脉缓滑无力。

治法:健脾和胃,降逆止呕。

方药举例:香砂六君子汤加减。党参 12g,白术 12g,茯苓 12g,甘草6g,姜半夏 6g,陈皮 6g,木香 10g,砂仁(后下)3g,生姜 3 片,大枣 5 枚。

加减:胃脘冷痛,加丁香 3g,吴茱萸 6g;口干咽燥,去木香、砂仁、茯苓,加麦冬 12g,石斛 12g,火麻仁 15g;口泛清涎,加益智仁 12g,白豆蔻(后下)3g;大便溏薄,加苍术 10g,淮山药 15g;胸中烦闷,加全瓜蒌 10g,枳实 10g。

2.肝胃不和证

证候:妊娠早期恶心,呕吐酸水或苦水,胸闷嗳气,胁肋作胀,头晕或胀,口苦咽干,舌淡红,苔微黄,脉弦滑。

治法:清肝和胃,降逆止呕。

方药举例:加味温胆汤加减。陈皮 10g,制半夏 10g,茯苓 12g,枳壳 10g,竹茹 6g,黄芩 10g,黄连 6g,麦冬 12g,芦根 12g,生姜 3 片。

加减:呕吐严重,损伤津液,五心烦热,舌红口干者,可以加石斛 15g,玉竹 12g,麦冬 15g;大便秘结,加火麻仁 12g,全瓜蒌 12g;五心烦热,去黄连、枳壳、陈皮,加玄参 15g,生地黄 15g,乌梅 6g,白芍 10g;呕吐物带血,加藕节炭 12g,煅牡蛎 15g;胁肋胀痛,加延胡索 10g,栀子 10g;头晕胀痛,加钩藤 12g,天麻 10g。

3.痰阻气逆证

证候:妊娠早期呕吐痰涎,胸闷脘胀,嗜卧身重,口淡而腻,舌白腻,脉沉滑。

治法:和胃化痰,降逆止呕。

方药举例:小半夏加茯苓汤加减。鲜竹茹 10g,陈皮 10g,白茯苓 12g,制半夏 6g,砂仁(后下)3g,生姜 3 片。

加减:便溏腹泻,加苍术 6g,白术 12g;呕吐清水,形寒肢冷,面色苍白,加丁香 6g,白豆蔻 12g;呕吐黄水,喜食酸冷,加黄芩 10g,黄连 3g,芦根 12g;胸胁满闷,加全瓜蒌 10g,苏梗 10g;头目眩晕加天麻 10g,钩藤 12g。

4.气阴亏耗证

证候:妊娠早期反复呕吐,食入即吐,形体消瘦,精神萎靡,眼眶下陷,双目乏神,发热口渴,尿少便秘,唇舌干燥,舌偏红,苔薄黄或光剥,脉细数无力。

治法:益气养阴,和胃止呕。

方药举例:生脉散合增液汤加减。人参 12g,麦冬 15g,五味子 12g,玄参 10g,生地黄 10g,乌梅 6g,竹茹 10g,鲜芦根 30g。

加减:呕吐物带血时,加藕节炭 12g,小蓟炭 15g,乌梅炭 12g;大便干结,加火麻仁 12g,全瓜蒌 12g;胃嘈脘痛,加白芍 12g;口干甚,加石斛 15g;神疲乏力,加太子参 15g,黄芪 15g。

(三)其他疗法

1.中成药

(1)香砂六君子丸:每次 6g,每日 2 次。用于脾胃虚弱者。

(2)保济丸:每次 1 瓶,每日 2～3 次。用于肝胃不和者。

(3)二陈丸:每次 6～9g,每日 3 次。用于痰阻气逆者。

2.单方验方

(1)生姜汁:适量,频频点舌。

(2)米醋:适量,频频点舌。

(3)和胃饮:生地黄 10g,黄芩 4.5g,黄连 2g,姜半夏 4.5g,姜竹茹 6g,麦冬 12g,陈皮 4.5g,茯苓 10g,太子参 10g,乌梅 4.5g,煎浓汁,先服生姜汁少许,再少量频服药汁。

3.外治法

(1)用冷水浸过的毛巾敷于颈、胸部,以防止呕吐,适用于食入即吐、服药也吐者。

(2)丁香 15g,半夏 20g,共研细末,以生姜 30g 煎浓汁,入药末调成糊状,取适量敷脐。

(3)生姜 6g 烘干,以水调成糊状敷脐,外用胶布固定。

4.针灸疗法

(1)体针:取中脘、关元、足三里穴,平补平泻,留针 10～15 分钟。

(2)耳针:选脾、胃、肝、神门、屏间穴,埋针。

(3)艾灸:用艾条灸间使穴,每次 15 分钟,用于妊娠食入即吐者。

(4)点刺放血法:大椎、中脘、期门、三焦俞、胃俞,每次取 3～4 个穴位,用三棱针在穴位处点刺放血如珠,其中,中脘穴针后拔罐 10 分钟,三焦俞用毫针刺,平补平泻。每 3 日 1 次,5 次为 1 疗程。

(5)拔罐:穴位选用中脘。

5.推拿疗法　按揉中脘、内关、脾俞、胃俞,用以止呕。

6.饮食疗法

(1)甘蔗姜汁:甘蔗汁 1 杯,加生姜汁 5～6 滴,频频缓饮,每日早晨 1 次。

(2)炒米果皮煎:大米 30g 炒黄,加新鲜水果皮水煎饮用。

(3)糖腌柠檬:鲜柠檬 500g,去核切块,加白糖 250g,腌渍 1 天,待糖浸透,文火煎熬,装瓶备用,随意取食。

(4)生姜醋蛋:取生姜 5g,鸡蛋 2 枚,醋 30ml,糖适量。先将姜、醋共煮,再打入鸡蛋,加入糖与清水,煮沸后食用。

【预防调护】

(一)预防

1.做好宣教工作,消除患者的思想顾虑和恐惧心理。

2.孕妇要注意休息,保证睡眠,注意口腔卫生。

3.饮食宜清淡,避腥臭,大便保持通畅。

4.室内要经常通风,使空气清新;要避开诱发呕吐的气味及不良因素的刺激。

(二)调护

1.为帮助止呕、增进食欲,可含话梅、盐金枣等开胃止呕的食品。

2.妊娠剧吐妨碍进食,并可导致体内水电解质紊乱,引起酸中毒及其他严重后果,所以一定要早期治疗。

3.若呕吐不止,不能进食,并有脱水,应去医院补液;如有酸中毒及电解质紊乱现象,则应立即纠正,不得延误。补液后不能纠正者,或持续呕吐、病情严重者应进一步检查,以排除葡萄胎、绒毛膜癌等疾患。

第三节　异位妊娠

受精卵在子宫体腔以外着床,称为异位妊娠,习惯上称为宫外孕,是妇产科常见急腹症之一,其发生率近年有上升趋势。异位妊娠分为输卵管妊娠、卵巢妊娠、腹腔妊娠及宫颈妊娠等,其中以输卵管妊娠最为常见,占异位妊娠的 95% 左右,其发生部位:壶腹部占 60%,峡部占 25%,伞部及间质部妊娠少见。

【病因】

1.输卵管因素

(1)慢性输卵管炎为其常见病因。例如,淋菌及沙眼衣原体感染常导致输卵管黏膜炎,流产或分娩后感染往往引起输卵管周围炎,均影响受精卵的运行。结核性输卵管炎多造成不孕,偶尔妊娠,约 1/3 为输卵管妊娠。

(2)输卵管发育不良,如过长、肌层发育差、憩室等,或输卵管功能异常,包括蠕动、纤毛活动、上皮细胞的分泌异常等。

(3)输卵管手术后(包括绝育术后)瘘管或再通;或输卵管成形术、复通术后管腔狭窄。

(4)其他:输卵管周围肿瘤,如子宫肌瘤或卵巢肿瘤压迫,可影响输卵管的通畅。输卵管子宫内膜异位,致使受精卵在该处着床。宫内节育器(IUD)的使用可能导致输卵管炎症或逆蠕动,若 IUD 避孕失败则异位妊娠机会较大。

2.卵子因素　一侧卵巢排卵,受精卵经子宫腔或腹腔向对侧输卵管移行,称为受精卵游走。移行时间过长,受精卵发育增大,通不过相对狭窄的输卵管腔。此外,生殖助孕技术的广泛开展,IVF-ET 多个受精卵移植,着床错落,合并异位妊娠者时有报道。

【病理】

1.输卵管妊娠流产　多见于壶腹部妊娠。发病多在妊娠 8～12 周。

输卵管内膜蜕膜反应差,肌层薄,如受精卵种植在黏膜皱襞内,一定时间后,囊胚可突破包膜与管壁分离,引起出血,经伞部流入腹腔,称为输卵管妊娠流产。

2.输卵管妊娠破裂　受精卵着床于输卵管黏膜皱襞间,当囊胚的绒毛侵蚀输卵管肌层及浆膜层,最终穿破浆膜时,形成输卵管妊娠破裂。短期内可发生大量腹腔内出血,使患者陷于急性失血性休克。

3.陈旧性宫外孕　输卵管妊娠流产或破裂,反复内出血停止,胚胎死亡或吸收,盆腔血肿机化变硬与周围组织粘连,称为陈旧性宫外孕。

4.继发腹腔妊娠　输卵管妊娠胚胎排至腹腔,如尚存活,且从周围组织获得血供,则可形成继发腹腔妊娠。若破裂口在阔韧带内,可发展为阔韧带妊娠。

5.子宫的变化　和正常妊娠一样,异位妊娠时子宫也增大变软,子宫内膜出现蜕膜反应。当激素分泌减少或停止时,蜕膜可以分次以碎片状或一次如三角状蜕膜管型自子宫腔内剥落,从阴道排出。子宫内膜亦可呈增生期改变,有时可见 Arias-Stell(A-S)反应。

【诊断】

(一)临床表现

1.症状

(1)停经:大部分患者有 6～8 周停经史,但有 20%～30%的患者无明显停经史。输卵管间质部妊娠停经时间较长,约 3 个月。

(2)腹痛:为 90%的患者就诊时的主要症状,大多突然发作。胚胎在输卵管内逐渐增大,使输卵管膨胀,表现为一侧下腹部隐痛或酸胀感。当输卵管妊娠流产或破裂时,患者突感一侧下腹撕裂样痛,严重时伴头昏、眼花、晕厥。当血液积聚于直肠子宫陷凹时,可引起下坠及排便感。血液刺激胃部引起上腹疼痛,刺激膈肌时,可引起肩胛部放射性疼痛,偶有误诊为上消化道急诊。若腹腔出血不多,疼痛可于数小时后减弱而消失,以后可以反复发作。

(3)阴道出血:系子宫蜕膜剥离所致。常为不规则阴道出血,少量、深褐色,可伴有蜕膜管型或碎片排出。少数出血量较多,类似月经。

(4)晕厥与休克:由于腹腔内急性大量出血而致休克,与阴道出血量不成比例。此时面色苍白,出冷汗,脉微弱而数,血压下降。

2.体征

(1)一般情况:腹腔内出血较多时可致不同程度的贫血。血液吸收时体温可略高,一般不超过 38℃。

(2)腹部检查:腹肌一般不紧张,下腹患侧压痛及反跳痛。内出血多时,腹部隆起,移动性浊音阳性。

(3)盆腔检查:阴道内常有少量血液;子宫颈轻度着色,举痛明显;后穹隆饱满及触痛;子宫稍大而软,内出血多时,子宫有漂浮感;子宫一侧或后方可触及肿块,触痛明显,病程较长时,血块机化,与子宫粘连,质地较硬。

(二)实验室检查

妊娠试验是早期诊断异位妊娠的重要方法之一。可通过尿酶联免疫法测定尿 HCG 和放射免疫法测定血 β-HCG。阳性者需鉴别是宫内妊娠抑或异位妊娠。β-HCG 阴性一般可以排除异位妊娠。

(三)特殊检查

1.超声诊断　　B 型超声显像亦是早期诊断异位妊娠的重要方法之一。异位妊娠的声像特点:①子宫腔内空虚,无妊娠环。②子宫旁有稠密的光点及光斑围绕即双环征,若该区查出胚芽及原始心管搏动,可诊断异位妊娠。超声检查若能结合临床表现及 HCG 测定,更有助于诊断。

2.阴道后穹隆穿刺　　是常用的重要辅助诊断方法。用 16～18 号长针头经阴道后穹隆穿刺,抽出暗红色不凝血,可诊断腹腔有无内出血。

3.诊断性刮宫　　仅适用于阴道流血量较多者,以排除宫内妊娠流产。刮出物病理检查,若未见绒毛有助于诊断异位妊娠。

4.腹腔镜检查　　适用于早期异位妊娠,患者血流动力学状况稳定者。有助于提高异位妊娠诊断的准确性及与原因不明的急腹症鉴别。

腹腔镜下可见一侧输卵管肿大,表面紫蓝色,腹腔内无出血或少量出血。腹腔内大出血伴休克者禁做腹腔镜检查。

(四)鉴别诊断

输卵管妊娠应与流产、急性输卵管炎、急性阑尾炎、黄体破裂及卵巢囊肿蒂扭转、刮宫后宫颈粘连阻塞、经血倒流鉴别。

【处理】

异位妊娠一经确诊应立即积极采取下述方式治疗。

1.手术治疗

(1)输卵管切除术:异位妊娠内出血多、休克者,在积极纠正休克的同时,迅速开腹切除患侧输卵管,控制出血,抢救生命。其他如要求同时绝育手术者,异位妊娠非手术治疗失败者、并发感染不能控制者,均可施行该手术。

自体输血在缺乏血源的情况下是有效的抢救措施之一。其指征是:妊娠<12周,胎膜未破,内出血时间<24小时,血液未受污染,镜下红细胞破坏率<30%。每100ml血液加入3.8%枸橼酸钠10ml抗凝,经6~8层纱布或20μm微孔过滤器过滤,即可输回体内。

(2)保守性手术:适用于有生育要求的妇女。伞部妊娠可行输卵管挤压术将妊娠产物挤出;壶腹部妊娠行输卵管切开,将胚胎取出;峡部妊娠行病变切除及显微外科技术断端吻合术。

上述输卵管切除术及保守性手术,均可经腹腔镜进行手术。

2.非手术治疗

(1)中医治疗:主方为丹参、赤乌、桃仁,活血祛瘀,消瘀止血。根据个体差异,根据中医辨证施治,随证加减。如有严重内出血或保守治疗效果不佳者,应及早手术。

(2)化学药物治疗:主要适用于早期异位妊娠,要求保存生育能力者。其病灶直径<3cm,未破裂或流产,无明显内出血,血β-HCG<3000U/L。常用甲氨蝶呤(MTX),抑制滋养细胞增生,破坏绒毛,使胚胎组织坏死、脱落、吸收而免于手术。全身用药为MTX 0.4mg/(kg·d),

5 天一疗程,间隔 5 天,根据病情可用 1～2 疗程。局部用药可采用在 B 超引导下穿刺异位妊娠囊或在腹腔镜直视下穿刺,将 MTX 10～50mg 注入其中。用药期间应注意病情变化及药物的不良反应;用 B 超和 β-HCG 监测治疗效果,若用药后 1～2 周,临床症状缓解或消失,β-HCG 迅速下降,连续 3 次阴性为显效。本法简单易行,疗效确切,疗程短,不良反应小,应用前景广阔。

【随访】

1.检查生殖器官及盆腔病变治疗后恢复情况。

2.针对异位妊娠病因继续预防性治疗。

3.对要求生育者,给予相应检查和指导。

第四章　正常分娩

妊娠≥28周,胎儿及其附属物从母体排出的过程称为分娩。分娩发动前孕妇常会出现时间长短不等的假阵缩、尿频和见红的先兆症状,从临产开始到胎盘娩出的全过程分为三个产程。产后在产房观察2小时称第四产程。

一、第一产程

第一产程是指临产(有规律的子宫收缩,间歇5~6分钟、持续30秒或以上,同时伴有进行性子宫颈管展平,子宫颈口扩张和胎先露部下降)开始到子宫口开全,初产妇约需11~12小时。从临产到宫颈口扩张3cm为潜伏期,子宫颈口扩张3cm至开全为活跃期。

1.临床表现

(1)规律性宫缩随产程进展间歇期逐渐缩短,持续时间逐渐增长,强度逐渐增强。

(2)阴道血性分泌物增多,当宫颈口接近开全时胎膜自破,流出羊水。

2.检查

(1)腹部检查:能扪及间隔时间逐渐缩短,持续时间逐渐增长,强度逐渐增强的规律宫缩。

(2)肛查或阴道检查:子宫颈管逐渐缩短,宫颈口逐渐扩张,胎头逐渐下降。

（3）胎心监护入室试验若正常，可间断听胎心。

3.处理

（1）孕妇可自由活动，如有下列情况需卧床：

1）胎膜已破，胎头未入盆或胎位异常者。

2）阴道流血者。

3）血压≥20/13.5kPa（150/100mmHg）者。

4）孕妇发热或有胎儿窘迫等。

（2）注意孕妇的休息、饮食和排尿情况

1）潜伏期长，进展慢或产妇疲乏可给予药物保护产力（如潜伏期给予盐酸哌替啶 100mg 肌内注射，活跃期给予地西泮 10mg 静脉注射）。

2）休息后产程进展欠佳，可内诊，人工破水，酌情缩宫素加强宫缩。

3）进食差者给予补液，不能自然排尿者给予导尿。

（3）仔细观察产程

1）注意观察宫缩强弱、间隔时间、持续时间，一般应连续观察 3 次宫缩并记录。

2）正确记录临产开始时间。

3）胎膜破裂时即听胎心，记录流出的羊水量及性状。

（4）阴道检查：根据胎产次、宫缩强弱、产程进展情况，适时检查，通常潜伏期 4 小时、活跃期 2 小时一次。检查应在宫缩时进行，内容应包括以下各项：

1）宫颈扩张情况。

2）胎膜破否。

3）胎先露的性质、位置及方位。

4）中骨盆以下的骨产道情况，如骶骨下段弧度、坐骨棘突出程度、棘间径大小、骶棘切迹宽度、尾骨活动度等。

（5）测量血压：正常孕妇每 4 小时测一次，产程中血压有增高者，则根据情况监测血压。

（6）胎心监护：有条件者根据情况进行监护，如宫口扩张到 3cm 及

7～8cm 时各做一次,宫口开全后连续监护。

1)听胎心:每小时 1 次,每次至少听 30 秒。

2)电子胎心监护:入室试验正常者在宫口开大 7～8cm 和开全后再次监护。

(7)绘记产程图

1)从正式临产宫口开大 2cm 开始绘记,标出宫口扩张及胎头下降的曲线。

2)在宫口扩张 3cm 处取一点到预计 4 小时后宫口扩张 10cm 处取一点,两点间连一直线即为警戒线,从警戒线再向后推 4 小时画一平行线即异常线,两线之间为产程的警戒区。

3)产程进展如超过警戒线需寻找原因,并作出相应的处理。同时详细记录胎心、血压、宫缩(间隔、持续时间及强弱),有无特殊情况及处理,并签全名。

二、第二产程

第二产程是指从子宫颈口开全到胎儿娩出的过程。初产妇约需 1～2 小时,经产妇一般数分钟即可完成,但也有长达 1 小时者。

1.临床表现

(1)宫缩比第一产程增强,每次阵缩可达 1 分钟,间歇期 2 分钟。

(2)宫缩时产妇有排便感而屏气用力,会阴部渐膨隆,肛门松弛。

(3)胎头逐渐于宫缩时露出阴道口,露出部分随产程进展不断增大。

2.阴道检查　宫颈口开全。

3.处理

(1)母、婴监测:每 5～10 分钟听胎心一次或连续胎心监护,测血压。

(2)准备接产初产妇宫口开全后,经产妇宫口开 4～5cm 或以上,估计 0.5 小时左右能分娩的,会阴清洁、消毒,做接产准备。

1)做好宣教,指导产妇屏气用力。

2)胎头"着冠"时,开始以右手掌保护会阴,左手轻压胎头枕部,帮助俯屈,使胎头以最小的枕下前囟径娩出,减少会阴撕裂。当胎头仰伸,面部外露时,先挤出鼻腔黏液。

3)胎头娩出后面部向下,再挤去鼻、口腔黏液和羊水。

4)协助胎头复位及外旋转,使胎儿双肩径与出口前后径一致,先娩前肩再娩后肩,松开右手协助胎体及下肢娩出,处理好第一口呼吸。新生儿娩出后应立即拭去皮肤外的羊水,保持干燥,并注意保暖。

5)于胎儿(双胎系第二胎儿)前肩娩出后,立即给产妇缩宫素 10U 入小壶(或缩宫素 20U 于 500ml 溶液中静脉滴注),有出血倾向者,可以预防性应用卡前列素胺丁三醇 250μg,宫颈注射。

6)接生时,如产包已打开暴露 1 小时以上,需要更换。

4.胎儿窘迫或异常胎位分娩　需要作好新生儿抢救准备。应有新生儿科医师在旁,便于及时处理。

5.第二产程延长者　需要提前 10 分钟刷手上台助产,查清头、盆情况,估计可阴道分娩的,再切开会阴助产,必要时做好胎吸或产钳助产准备。

三、第三产程

胎儿娩出至胎盘娩出的过程,约需 5～6 分钟,不超过 30 分钟。

1.胎盘剥离征象

(1)阴道口外露的一段脐带自行延长。

(2)子宫体变硬,子宫底升高。

(3)手掌尺侧在耻骨联合上方轻压子宫下段,将子宫上推时,外露脐带不再回缩。

(4)阴道少量流血。

2.处理

(1)胎头娩出后 20 分钟以上胎盘未剥离,或等待期间阴道流血≥100ml,做人工剥离胎盘。

(2)胎盘娩出后记录胎盘大小、重量,是否完整,有无副胎盘;脐带长度,有无单脐动脉。

(3)胎盘胎膜有缺损者,会阴再次消毒,更换消毒手套,入宫腔手取残留组织,必要时用钝匙刮取。

3.新生儿处理

(1)新生儿评分:出生后 1 分钟、5 分钟和 10 分钟时给予 Apgar 评分,4～7 分为轻度窒息,1～3 分为重度窒息,需紧急抢救。

(2)接产者以消毒纱布包绕两示指,分开婴儿双眼,以往滴 1%硝酸银液,现最好用红霉素软膏以预防淋球菌性及衣原体性新生儿眼炎。

(3)胎儿娩出后 30～90 秒断脐,结扎脐带。脐带夹或橡皮圈扎紧脐轮上方 0.5cm 处切断,用 2.5%碘酊或 75%酒精消毒断面。应注意脐带断端有无渗血。

(4)测身长、体重,并放于母亲胸前进行皮肤接触和开始早吸吮。

(5)盖新生儿的足印于新生儿病历单上,缚手圈,手圈上写明姓名、住院号、床号及性别。注意有无畸形,做好婴儿记录。产妇的合并症、并发症,特别是胎膜早破者要写明破膜时间。

4.正确测量和估计产后出血量　胎儿娩出后接产者立即于产妇臀下放置消毒贮血器,收集阴道流血并测量记录。总的出血量还应包括会阴口(尤其侧切伤口)出血及敷料和纱布的估计量。

四、第四产程

1.了解产后流血量:每 15～30 分钟观察子宫收缩、子宫底高度、膀胱充盈否、会阴有无血肿等,并记录。

2.观察新生儿皮肤颜色、呼吸情况,再次检查脐部有无出血。

3.宫缩良好,无宫腔积血,于产后 2 小时测量一次血压,计量贮血器中血量后,送回病房。

五、分娩镇痛

1.分娩镇痛的目的　有效缓解产痛,提高分娩期母儿的安全性。

2.分娩镇痛的要求　对产妇和胎儿及新生儿应是安全的;不影响产程的进展;药物起效快,作用可靠,方法简便;产妇清醒,能主动配合分娩。

(1)非药物性镇痛:产前教育、心理诱导、陪伴分娩、呼吸镇痛、按摩、物理经皮刺激法、水针法等。

(2)药物性镇痛:麻醉镇痛药(派替啶、地西泮)、吸入性镇痛(氧化亚氮即笑气)、硬膜外阻滞镇痛、阴部神经阻滞麻醉等。WHO 主张首选非药物性镇痛。

第五章 异常分娩

产力、产道、胎儿及心理四要素决定了分娩的难易。任何一个或一个以上因素发生异常或互不适应,则分娩发生受阻,称为异常分娩,通常称为难产。而在分娩过程中,难产与顺产可互相转化,若处理得当,可使难产转危为安,因此当出现异常分娩时,要仔细分析难产的原因,及时正确处理,保证孕妇及胎儿较安全地度过分娩期。

一、产力异常

产力包括子宫收缩力、腹肌和膈肌收缩力以及肛提肌收缩力,其中以子宫收缩力为主。所谓产力异常主要指子宫收缩力异常,而腹壁肌和膈肌收缩力以及肛提肌收缩力只在第二产程中起到一定的辅助作用。

凡在分娩过程中,子宫收缩的节律性、对称性及极性不正常或强度、频率有改变,称为子宫收缩力异常。

子宫收缩力异常临床上分为子宫收缩乏力及子宫收缩过强两类,每类又分为协调性子宫收缩和不协调性子宫收缩。子宫收缩力异常的分类如图 5-1 所示。

$$
子宫收缩乏力
\begin{cases}
协调性(低张性)
\begin{cases}
原发性 \\
继发性
\end{cases} \\
不协调性(高张性)
\end{cases}
$$

图 5-1 子宫收缩力异常的分类

$$子宫收缩过强\begin{cases}协调性（急产）\\不协调性\begin{cases}强直性收缩（全部子宫肌收缩）\\子宫痉挛性狭窄（部分性子宫收缩）\end{cases}\end{cases}$$

图 5-1　子宫收缩力异常的分类（续）

（一）子宫收缩乏力

【病因】

1.头盆不称或胎位异常。

2.子宫肌源性因素　如子宫畸形、发育不良、子宫肌纤维变性或过度扩张、子宫肌瘤等。

3.精神因素　如初产妇或精神过度紧张等。

4.内分泌失调。

5.药物影响　尤以临产后应用大量镇静药物为明显。

【诊断要点】

根据发生时间可分为原发性和继发性两种。所谓原发性子宫收缩乏力是指产程开始就出现子宫收缩乏力,宫颈口不能如期扩张,胎先露不能如期下降,产程延长;继发性子宫收缩乏力是指产程进展到某一阶段（多在活跃期或第二产程）出现停滞或进展缓慢。

1.协调性子宫收缩乏力（低张性子宫收缩乏力）:子宫收缩具有正常的节律性、对称性和极性,但收缩力弱,宫腔压力低（<15mmHg）,出现产程延长或停滞。

2.不协调性子宫收缩乏力（高张性子宫收缩乏力）:子宫收缩的极性倒置、节律不协调,属无效宫缩,对母婴危害甚大。

3.异常的产程曲线如潜伏期延长、活跃期延长或停滞、第二产程延长或停滞、胎头下降延缓或停滞。

【处理】

无论是原发性还是继发性,首先得寻找原因,若有头盆不称,不能从阴道分娩者,应及时行剖宫产。若排除了头盆不称或胎位异常,估计能经阴道分娩者,应考虑加强宫缩。

1.第一产程 ①一般处理,精神安慰,休息,补充能量,适当应用镇静药。②加强宫缩,如人工剥膜或宫颈口开大 3cm 以上,可人工破膜(人工剥膜时不能人工破膜,且人工破膜应在宫缩间隙时进行,以防引起羊水栓塞这一严重并发症),也可用地西泮静脉注射,催产素静脉滴注,一般以催产素 2.5U 加入 5% 葡萄糖液 500ml,从 8 滴/分开始,根据宫缩强弱进行调整,对于不敏感者,可逐渐增加缩宫素剂量。

2.第二产程 若无头盆不称,则应加强宫缩,以缩宫素为最佳选择,胎头双顶位已通过坐骨棘平面,等待自然分娩或行会阴侧切,行胎头吸引术或产钳助产;如胎头未衔接或胎儿宫内窘迫,应行剖宫产术。

3.第三产程 宫缩乏力容易并发产后出血,故在胎肩娩出后,肌内注射或静脉滴注缩宫素(或麦角新碱),同时应预防感染。

(二)子宫收缩过强

1.协调性子宫收缩过强 这类产力异常表现为子宫收缩力过强、过频,而子宫收缩的节律性、对称性和极性均正常。若产道无阻力,分娩在短时间内可结束,总产程 <3 小时,称急产,这类分娩极大地危害母婴健康,产道损伤、新生儿颅内出血、窒息、新生儿外伤的发生率明显高于正常产。

2.不协调性子宫收缩过强

(1)子宫痉挛性狭窄环:特点是子宫局部平滑肌呈痉挛性收缩,形成环状狭窄,持续不放松,常见于子宫上段、下段交界处及胎体狭窄部,如胎儿颈部。临床表现为产力好,无头盆不称,但产程进展缓慢,或胎盘嵌顿。此环不随宫缩上升,与病理性缩复环有较大的区别,不是子宫破裂的先兆。

(2)强直性子宫收缩

1)原因:①临产及发生分娩梗阻。②不适当地应用缩宫素。③胎盘早剥血液浸润子宫肌层。

2)临床表现及诊断:产妇烦躁不安,持续性腹痛,拒按,胎位触不清,胎心听不清,严重者出现病理缩复环、血尿等先兆子宫破裂征象。

3)处理:①镇静,哌替啶 100mg 或吗啡 10mg,肌内注射。②缓解缩窄环,25％硫酸镁 10ml,静脉缓慢注射。③若经上述处理,缩窄环仍未缓解,若胎儿存活,立即剖宫产;若胎儿已死。一边等待,一边严密观察。

总之,紧密观察产程进展,找出宫缩异常的原因,判断是有种产力异常,应不失时机地找出难产的原因与类型,给予恰当处理,过早干预不好,过晚处理又会失掉抢救机会,做到心中有数,既不盲目等待,也不无原则处理,方能提高产科质量。

二、骨盆异常

骨产道异常是指某个径线或某几个径线过短,骨盆形状异常;下肢、髋关节、脊柱病变影响骨盆发育或骨盆骨折以及代谢性疾病引起骨盆病变,以致阻碍胎儿顺利通过。由于有时测量骨盆的准确度不够,加之影响分娩的因素较多,故不能单凭某一径线较短而作出诊断,要加以全面分析,准确判断。

【骨盆异常分类】

以常见的骨盆狭小、形态和疾病作为分类依据,可分为均小骨盆、扁平骨盆、倾斜骨盆、中骨盆狭小骨盆、漏斗型骨盆、入口横径狭小骨盆、骨软化症骨盆、椎体脱臼骨盆、下肢病变性骨盆、髋关节病变性骨盆、脊柱后侧凸骨盆,其中以均小骨盆、扁平骨盆及漏斗骨盆最为多见。

1.均小骨盆　三个平面的各径线均比正常值小 2cm 或更多且骨盆形态正常时,称为均小骨盆。多见于发育差、身材矮小的妇女。

2.扁平骨盆　骨盆上口前后径狭窄,而其余径线不小于正常者称为扁平骨盆。我国妇女较常见,又称为骨盆上口平面狭窄,又分为以下两种。

(1)单纯扁平骨盆:骨盆上口呈横扁圆形,骶岬向前下突出,使骨盆上口前后径缩短而入口横径正常,骶凹存在,髂棘间径与髂嵴间径比例正常。

(2)佝偻病性扁平骨盆:骨盆上口呈横的肾形,骶岬向前突出,骨盆上口前后径明显缩短,骶凹消失,骶骨下段变直后移,尾骨前翘,髂骨外展使髂棘间径大于或等于髂嵴间径,坐骨结节外翻使耻骨弓角度及坐骨结节间径增大。

3.中骨盆狭小骨盆 主要见于男性型骨盆及类人猿型骨盆,以坐骨棘间径及中骨盆后矢状径狭窄为主。

以上三者中以扁平骨盆最多见,如胎儿不大,产力正常,有时也可从阴道分娩,但由于骨盆发育不良,若伴有宫缩乏力,需手术助产。中骨盆狭小骨盆常伴持续性枕后位或持续性枕横位,部分可经阴道分娩,但也有部分经阴道分娩困难,因此对此类患者需从实际出发,结合分娩其他因素具体掌握。

4.畸形骨盆 骨盆失去正常形态。

(1)骨软化症骨盆:现已罕见。

(2)偏斜骨盆。

5.骨盆其他异常

(1)骨盆骨折。

(2)骨盆肿瘤。

【狭窄骨盆的诊断】

1.病史 注意询问产妇幼年有无佝偻病、脊髓灰质炎、脊柱及髋关节结核、外伤病史。

2.体格检查

(1)一般检查

1)测量身高:身高在 145cm 以下,均小骨盆的可能性增大。

2)体型:体格粗壮、颈部较短,要注意漏斗型骨盆狭小。

3)步态:有无跛行,有无脊柱及髋关节畸形、两下肢不等长,要注意畸形骨盆存在。

4)米氏菱形窝是否对称。

5)有无尖腹及悬垂腹。

(2)腹部检查

1)腹部形态:腹型,用尺测量耻骨上子宫底高度及腹围,B超观察胎先露与骨盆的关系,胎头双顶径、胸径、腹径、股骨长度,预测胎儿体重,判断胎儿能否通过骨产道。

2)胎位异常:骨盆上口狭窄常因头盆不称,胎头不易入盆导致胎位异常,如臀先露、肩先露。中骨盆狭窄常常影响已入盆的胎头内旋转,导致持续性枕横位、枕后位。

3)估计头盆关系:部分初产妇在预产期前2周,经产妇于临产后胎头应入盆。

检查头盆是否相称的具体方法:孕妇排空膀胱,仰卧位两腿伸直,手压耻骨联合上方浮动的胎头,若胎头低于耻骨联合平面,表示胎头可以入盆,头盆相称,称为跨耻征阴性;若胎头高于耻骨联合平面,表示头盆明显不称,称为跨耻征阳性。

(3)骨盆测量

1)骨盆外测量:骨盆外测量方法简便,无损伤性,根据外测量测得的几个常用径线一方面可以估计骨盆的类型、大小;另一方面可以推知狭窄的程度。例如,骨盆外测量各径线＜正常值2cm或以上时可诊断为均小骨盆,骶耻外线＜18cm时可诊断为扁平骨盆,坐骨结节间径＜8cm、耻骨弓＜90°时可诊断为漏斗型骨盆。

2)骨盆内测量:如骨盆外测量发现异常,应进行骨盆内测量。对角径＜11.5cm、骶岬突出为骨盆上口平面狭窄,属扁平骨盆。中骨盆平面狭窄往往同时有骨盆下口平面狭窄,通过测量骶骨前面的弯度、坐骨结节间径、坐骨棘内凸程度及坐骨切迹宽度可间接判断中骨盆狭窄程度。

【处理】

1.处理原则　①明确狭窄骨盆的类别和程度。②了解胎位、胎儿大小、胎心、宫缩强弱、宫颈扩张程度、破膜与否。③了解产妇的既往分娩史、年龄及孕产次。

2.试产 轻中度骨盆狭小的产妇（多数为初产妇），胎儿体重在正常范围，可在有经验的助产人员严密监护下进行试产。试产时间可持续 6～10 小时，如宫缩良好，宫颈条件好，可在宫颈口开大 3cm 时破膜，若胎头下降顺利，可试行阴道分娩，如仍不能入盆或胎头仅部分入盆者，需行剖宫产。在试产过程中，应给予产妇精神安慰，注意其休息、饮食、大小便情况，必要时补充液体，同时注意胎心及做些必要的检查，如B超、胎儿监护等。

3.剖宫产 骨盆明显狭小或畸形者；经试产但胎头不能入盆、单顶先露、胎头骨质在坐骨棘水平以上或出现胎儿窘迫者；均小骨盆、胎儿较大者，应放宽剖宫产指征；中骨盆平面狭窄并有持续性枕后位、枕横位，在试产中出现梗阻，而胎头双顶径在坐骨棘平面以上者。总之，需按具体情况决定分娩方式，当机立断，以免贻误时机。

三、胎儿异常

胎儿异常在难产中占有相当重要的位置，一是胎位异常包括横位、臀位及胎方位异常（枕横位、枕后位），还有胎头俯屈不良的面先露（面位）和额位、高直位、前不均倾位，此外还有复合先露；二是胎儿发育异常，如巨大胎儿及胎儿畸形。

胎位异常是难产的常见原因之一，分娩时枕前位（正常胎位）约占90％，而胎位异常约占 10％，其中胎头位置异常居多，有因胎头在骨盆内旋转受阻的持续性枕横位、持续性枕后位，有胎头俯屈不良呈不同程度仰伸的面先露、额先露，还有高置位、前不均倾位，总计 6％～7％，胎产式异常的臀先露占 3％～4％，肩先露极少见，此外还有复合先露。

（一）持续性枕后位

多年来，对于在分娩过程中胎头枕骨不能转向前方，于分娩后期仍然位于母体后方，致使分娩发生困难者，称为持续性枕后位。有关临床资料的总结表明，先露部未完全衔接，产程即受阻，不得不行剖宫产。

表明胎头不论在骨盆的任何一个平面,均有持续于枕后位,并发生难产的可能性。因此更准确地说,凡产妇已正式临产,胎头不论在骨盆上口、中骨盆或盆底均处于枕后位,直至产程结束时,胎头枕部仍位于母体骨盆后方,称为持续性枕后位。

【发生率】

持续性枕后位是最常见的异常头位分娩,发生率据文献报告数字差别很大,为 0.8%～27.7%。这一差别,原因在于计算枕后位的时间不同,枕后位的定义及对此类分娩处理的不一。根据后一种定义,有医院调查发现本院持续性枕后位的发生率占同期分娩总数的 5%,另两所医院的持续性枕后位的发生率为 11%,与国内外文献的发生率低限相近。

【病因】

1.*骨盆异常*　　常发生于男性型骨盆或类人猿骨盆,这类骨盆常伴中骨盆狭窄。Ibryans 指出此胎位正是对此两类型骨盆适应性的表现,并指出此两类型骨盆并不罕见,分别占 35% 及 15%。

2.*胎头俯屈不良。*

3.*其他*　　如子宫收缩乏力,有学者报道前壁胎盘的枕后位发生率高。

【诊断要点】

1.*产程特点*　　胎头常于临产后才衔接,如头盆稍有不称,则可不衔接,使潜伏期延长。由于胎头不能衔接于子宫颈,常伴有宫缩乏力使子宫颈扩张缓慢,活跃期延长。枕后位胎儿枕骨压迫直肠,故子宫颈口未开全就有肛门下坠及排便感,产妇过早使用腹压,致子宫颈水肿和产妇疲劳,影响产程进展。当宫颈口开全后,胎头下降受阻或延缓,故持续性枕后位常致第二产程延长。

2.*腹部检查*　　在宫底触到胎臀,胎背偏向母体的侧方或后方,在对侧可以明显触及胎儿肢体,胎心可在母体一侧偏后方或在小肢体部响亮地听到。

3.肛门检查及腹部联合触诊　　肛门检查感到盆腔后部空虚,当宫颈口开至 3～5cm 时,肛门检查矢状缝在骨盆右斜径上,腹部触诊颏在耻骨左上方的为右枕后位;反之则为左枕后位,将胎头稍向上推有利于腹壁之手触到颏部,一旦发现,应密切注意产程进展。

4.阴道检查　　是确定枕后位的重要方法。当宫颈口开大 3～5cm 时检查,即可确诊。

(1)了解胎头入盆的深度及有无胎头水肿(产瘤),同时应确诊胎头双顶径达到坐骨棘平面的水平。

(2)了解骨缝及囟门的位置:胎头矢状缝为左或右斜径线,大囟门在骨盆前方、小囟门在骨盆后方为枕后位。

(3)检查胎儿耳郭及耳屏的位置及方向以判定胎位:宫口开大 5cm 以上可以检查,耳郭朝向骨盆后方为枕后位。

(4)了解胎头位置:可通过触中骨盆及骨盆下口了解胎头下降至骨盆哪个平面,通过摸坐骨棘间径是否够 5 横指,触骶骨中下段弧度及骨盆侧壁是否立直了解骨盆有无异常。

【处理】

首先应判断有无头盆不称、枕后位,无头盆不称或临界不称可试产,但必须严密观察产程。

1.第一产程

(1)潜伏期:耐心等待,给予营养、侧卧及充分休息,可适当应用镇静药及安定药,争取自然纠正胎方位。

(2)活跃期:宫颈口开 3～4cm 无 CPD 时可考虑人工破膜。如产力差,应静滴催产素加以纠正。如产力纠正后,胎头阻滞于中骨盆或宫颈口扩张缓慢,小于 1cm/h 或停滞于 2cm 无进展时,或存在胎儿窘迫,应考虑剖宫产以结束分娩。

2.第二产程　　第二产程延长应由有经验的医师进行骨盆检查,除外头盆不称,可用手指转胎头后以产钳助产,切忌用胎头吸引,如有头盆不称,应积极地行剖宫产术。

3.第三产程　应预防产后出血,积极应用宫缩药,侧切切口较大且深,应积极预防感染,应用抗生,对准缝合。

(二)持续性枕横位

胎头以枕横位入盆,临产后不论在骨盆上口中段或下口,凡经过充分试产直至结束分娩时,其胎头仍取枕横位者,即称为持续性枕横位,其发生率次于枕后位。

【病因】

与骨盆形态异常、头盆不称、胎头俯屈不良有关,扁平骨盆较为多见。

【诊断要点】

诊断原则与持续性枕后位大致相同,但体征不同,有以下三点。

1.腹部体征　腹部触诊胎背与胎体各占一半,胎儿颏部在耻骨联合左或右侧方,对侧触及胎儿枕部,颏的同侧触到小肢体,胎心音于胎背处最响亮,较枕前位略靠产母腹壁外侧。

2.肛门检查　胎头矢状缝在骨盆横径上。

3.阴道检查　矢状缝与大、小囟门的位置与骨盆横径一致,胎儿耳郭朝向骨盆侧方。小囟门在左侧的为左枕横位;反之,为右枕横位。

【处理】

处理原则与持续性枕后位相同,如阴道助产可用以下方法。

1.手转胎头　手转胎头成枕前位,如产力好,可自然分娩。如第二产程延长,产力差,则应以产钳助产。

2.产钳助产　此法容易损伤膀胱,临产经验不多者,最好慎重使用。最佳方法则应徒手旋转成枕前位或枕后位,再采用产钳助产。

(三)胎头高直位

胎头高直位是指胎头以不屈不伸的姿态进入骨盆入口平面,即胎头的矢状缝落在骨盆入口平面的前后径上,大囟门及小囟门分别位于前后径两侧。其发病率仅次于持续性枕横位及枕后位,国外报道占分娩总数的 $0.06\%\sim1.6\%$;国内报道占 1.08% 。胎头高直位分胎头高直前位及高直后位。高直位可因骨盆形态异常,尤其是横径狭窄,胎儿过大、过小等原因引起。

【诊断要点】

1.产程特点　高直前位多表现头入盆困难,活跃早期宫口开张延缓或停滞,活跃期晚期,若胎头衔接,产程进展顺利;若抬头不衔接,则活跃期停滞。高直后位可有胎头不下降,宫口开张缓慢或不开张;或活跃早期宫口开张 3～5cm 停滞;也可在宫口开全时,胎头先露部仍不下降,在棘平或棘上水平等表现。

2.腹部检查　腹部前壁触及胎背,触不到肢体,胎头横径短与胎儿大小不成比例,在腹中线偏左可听到胎心;高直后位时,腹部可全部触及肢体,在腹中线偏右听到胎心,耻骨联合上方可触及胎颏。

3.阴道检查　胎头矢状缝均位于骨盆入口的前后径上,偏离角度不超过 15°,小囟门在耻骨联合下,大囟门在骶岬前,为高直前位;相反,则为高直后位。可触及胎头上有一与宫口开张大小一致,直径 3～5cm的局限性水肿,高直前位者位于枕骨正中,高直后位者位于两顶之间。

【处理】

1.高直前位　骨盆正常,胎儿不大,产力好,应予试产 6～8 小时;试产失败则行剖宫产。

2.高直后位　一旦确诊,应行剖宫产。

(四)前不均倾位

枕横位入盆的胎头侧屈以其顶骨先入盆,称为前不均倾位。

【诊断要点】

1.产程特点　因胎儿顶骨不能入盆,故胎头下降停滞,产程延长;因膀胱受压可能很早就出现排尿困难或尿潴留。

2.腹部体征　临产早期可在耻骨联合上方扪及胎头顶部。随前顶骨入盆胎头折叠于胎肩后方,在耻骨联合上方可能不能触及胎头,造成胎头已经衔接入盆的假象。

3.阴道检查　胎头矢状缝在骨盆入口横径上,盆腔后部空虚,子宫颈前唇水肿,尿道受压造成不容易导尿。

【处理】

产程早期,产妇应采取坐位或半卧位,减小骨盆倾斜度,避免胎头以前不均倾位衔接。一旦确诊为前不均倾位,应尽快行剖宫产结束分娩。

(五)臀位

胎儿以臀为先露部,胎头在子宫底部,胎势恰与正常头位胎儿相反。臀位占分娩总数 3‰~4‰,臀位胎儿死亡率为 10%~20%。

【分类】

1.完全臀先露　胎儿双髋关节及膝关节均屈曲,先露为胎儿臀部及双足,又称混合臀先露。

2.单臀先露　胎儿双髋关节屈曲,双膝关节伸直,先露为胎儿臀部时,又称腿直臀先露。

3.不完全臀先露　胎儿以一足或双足,一膝或双膝或一足一膝为先露,膝先露是暂时性胎方位,产程开始后多转为足先露。

【病因】

妊娠 24~28 周时臀先露比较多见,于妊娠 32 周以后,则多自行转为头先露,在分娩前仍为臀先露的原因尚不十分清楚,但可能与下列因素有关。

1.子宫内腔空间较大,胎体能自由活动:如妊娠不足 30 周时羊水量偏多、羊水过多、经产妇或腹壁松弛等。

2.胎儿在宫腔内活动过分受限:如腹壁紧张、双胎及羊水过少。

3.胎头衔接受阻:如骨盆狭窄、前置胎盘、肿瘤阻塞盆腔影响胎头入盆等。

4.子宫畸形:纵隔子宫、单角子宫等。

【诊断】

1.腹部触诊　在耻骨上缘触及不规则的胎臀,而腹部的宫底触及圆而硬、有浮球感的胎头。

2.肛门检查　在临产前肛门检查,因先露部较高,于宫底稍加压力使先露向下,其主要感觉不是光滑而硬的胎头,而是不规则并较软的胎臀或触到胎足、胎膝。

3.阴道检查　在肛门检查不明确时应做阴道检查,了解骨盆情况,宫颈口开大情况,是否破膜,并决定分娩方式。

4.B超及X线检查　可明确先露分类,还能大体排除胎儿畸形,并结合骨盆大小有助于决定分娩方式。

【处理】

由于臀位在分娩期容易出现早产、早破水及脐带脱垂,产伤及围生儿死亡率、患病率均较高,目前国内外比较多地认为剖宫产对于臀位新生儿是比较安全的分娩方式,但对于不足32周的早产儿应慎重从事。应当指出的是,虽然臀位剖宫产对新生儿较为安全,但并非绝对,尤对于早产儿。较大限度地采用剖宫并非能大幅度地降低臀位围生儿死亡率。

1.产前纠正臀位　①期待胎儿自然回转。②外回转术。③期待自然回转与外回转折中法。④母体侧卧矫正法。⑤蓖麻油矫正法。⑥饮水疗法(热糖水10碗/天,矫正成功率92.42%)。⑦膝胸卧位法。⑧中药转胎。

2.分娩期

(1)放宽剖宫产的指征,能稳定降低围生儿死亡率,对狭窄骨盆、软产道异常、胎儿体重大于3500g、胎儿窘迫、高龄产妇、有难产史、不全臀先露,应适时地选择剖宫产,并做好新生儿复苏准备。

(2)决定经阴道试娩法,如单臀位,胎儿大小适中,胎心好,产妇应侧卧,不宜站立走动,不灌肠,少查肛,加强胎心监护。一旦发现胎心异常,必要时行阴道检查,了解有无脐带脱垂。严密观察产程进展,如胎心好,宫颈开大5～6cm,应使用"堵"外阴方法,让宫颈和阴道充分扩张以便分娩,一旦估计宫颈口开全,可阴道分娩者,采用臀助产方法娩出胎儿;在试产过程中发现脐带脱垂,胎心尚好,宫颈口未开全,需立即行剖宫产术,如宫口开全则迅速行臀牵引术。

（3）第三产程:如产程延长并发子宫乏力性出血,胎盘娩出后,应肌内注射缩宫素,防止产后出血,缝合完好,预防感染。

（六）横位

横产式为不正常胎位之一,胎体位于骨盆入口以上,胎体纵轴与母体纵轴交叉成直角或垂直。胎肩为先露部称肩先露,又称横位。目前国内外报道横产式已很少。有报道称,住院分娩 6000～8000 人,只见横产式 1～2 例,而忽略性横位已经罕见,几乎绝迹。

【病因】

胎儿在宫内活动量太大,时间太长,胎头圆而不能固定,入盆受阻,或由于骨盆狭窄、盆腔肿瘤、羊水过多、腹壁松弛、多胎妊娠、子宫畸形、双子宫、双角子宫、早产、前置胎盘或子宫下段后壁胎盘等原因所致。

【诊断】

1.子宫　轮廓呈横椭圆形,耻骨联合上方较空虚,摸不到胎臀或胎头,母体一侧可触及胎头,胎臀在另一侧,胎心在脐周旁听得最清楚。

2.肛门检查及阴道检查　未破膜时,肛门检查不易触及先露部;如宫颈口已开,胎膜已破,阴道检查可触及肩胛或肩峰,有时可触及脱垂的脐带。

3.B超　无论临产与否,都可以确诊横位。

【处理】

加强产前检查,产前检查一经发现横位或斜位,应及时纠正,尽量转为头位或臀位。如对腹壁松弛包扎腹带或外回转术或指导卧位以纠正胎位。

横位伴有阴道试产禁忌证、妊娠期未能纠正者,根据宫颈口开大、胎儿大小及胎儿存活情况决定分娩方式,如胎儿存活,胎心良好,应于妊娠 38 周入院择期行剖宫产。

宫口开全,胎膜已破,无感染迹象且胎心好的经产妇,可考虑在全麻下行内倒转术结束分娩,但术后应仔细检除外子宫破裂及子宫颈裂伤,产后抗生素预防感染及防治产后出血。

忽略性横位胎儿已死不宜做内倒转术,如宫颈口开全,在乙醚麻醉下行断头术。如遇忽略性横位伴有宫内感染者,在剖宫产的同时可行子宫切除术。

(七)巨大胎儿

胎儿体重达到或超过 4000g 称为巨大胎儿。据国际产科统计 4000g 的发生率为 5.3%,≥4500g 的发生率为 0.4%,新生儿体重超过 5000g 者甚为罕见。

【病因】

1.遗传因素　父母身材高大者。

2.产次、孕次、孕龄　胎儿体重随孕妇胎次孕龄增加而增加。

3.营养　营养过剩,胎儿过胖。

4.妊娠期糖尿病或妊娠合并糖尿病。

5.过期妊娠。

【诊断】

1.病史及全身状况　有无巨大儿的分娩史、肥胖、糖尿病史。

2.腹部检查　宫高≥35cm,先露不入盆而浮动。检查时应与双胎、羊水过多相鉴别。

3.B超检查　双顶径达 10cm,尚需测胸围、肩径等。

【处理】

1.妊娠期处理　妊娠期检查发现巨大胎儿或既往有巨大儿产史者,应检查判断有无妊娠期糖尿病。

2.分娩处理　根据孕妇身高、宫高及胎儿双顶径,估计胎儿体重在 4000g 以上,宜选择剖宫产。疑巨大胎儿试产过程应严密监护,如有头盆不称,可行剖宫产;如阴道助产,应警惕肩难产的发生,一旦发生肩难产,迅速报告上级医师,做好新生儿复苏准备,并做足够的会阴侧切,采取以下手法:①屈曲大腿助产法。②压前肩法。③旋肩法。④先牵出后臂娩出后肩法。⑤锁骨处理问题,若胎儿已死,立即行锁骨切断术。

（八）胎儿畸形

胎儿畸形的发生率各地报道差异很大,因为畸形的定义尚无统一标准。其次,体格检查项目的多少、随访时间长短各不相同;此外,不同的地区、种族,畸形的发生率亦有所不同。据文献报道,父母的年龄、产次与畸形的发生率亦有一定的关系,如唐氏综合征多发生于高龄产妇。凡生过畸形胎儿的妇女,再次分娩时发生畸形的可能性较一般的为高。

【发病因素】

大量资料说明,先天畸形是遗传因素与环境因素相互作用的结果。据国外统计,环境因素占 5％～10％,遗传因素 20％～25％,60％～70％为不明因素。

【临床表现】

1.无脑儿　无脑畸形及脊柱裂是遗传基因决定的先天畸形,其发生率是多因素的,复现率及遗传率均高,有人认为与微量元素特别是锌的缺乏有关,亦有人认为可能与伴性遗传有关。

无脑儿是缺乏包绕大脑的头盖骨,脑髓暴露于外,常合并脊柱裂,骨骼缺陷是其主要征象。

脊柱裂是脊柱中线缺损,见于任何部位的椎板,但以腰骶椎为多见。

2.脑脊膜膨出　系由颅缝或囟门脱出之肿物,突出物仅含有脊髓膜及脑脊液。脑脊髓、脊膜膨出,内还含有脊髓及神经,常合并脑积水,畸形足等常同时存在。

无脑儿及脊柱裂常合并羊水过多或早产,腹部检查触不到胎头,肛查可能触到凸凹不平的颅底,甲胎蛋白(AFP)明显增高,X线和 B 超均可以确诊。

3.脑积水　轻度脑积水常被忽略,重度脑积水使颅腔体积增大,颅缝及囟门明显增宽,颅骨薄软如乒乓球感,借助 B 超或 X 线可以确诊。

处理:应以不损伤母亲为原则及早引产。

4.联体双胎　多由单卵双胎在妊娠早期未能分离或分离不完全所

致,故为同性;偶有双卵双胎因相互融合而成联体,临床上罕见。临床极易误诊,直到临产时形成难产才被发现。足月联体双胎应采取剖宫产以保母体安全。

5.其他畸形　上消化道闭锁往往并发羊水过多,尿道闭锁可引起膀胱过度充盈;羊水过少如肾脏缺如等,其他如多囊肾、腹部的各种肿瘤、骶尾部畸胎瘤等,B超有助于早期诊断。还有与分娩无大关系的畸形,如肛门闭锁、尿道下裂、缺指(趾)、多指(趾)、四肢畸形等,往往在新生儿体检时才被发现。

第六章　正常产褥

从胎盘娩出后至产妇除乳腺外全身各器官恢复或接近正常未孕状态的一段时间,称为产褥期,一般为6周。

【临床表现】

1.阴道有恶露排出,产后3～5日内为血性,以后呈浆液性,2周后变为白色恶露。恶露有血腥味、无臭味。

2.产后1～2日可有子宫阵发性收缩所致的产后痛,持续2～3日自然消失。

3.排汗增多,尤其睡眠和初醒时更明显,称为褥汗。产后1周左右自行好转。

4.产后24小时内体温可略升高,一般不超过38℃。脉搏在1周内可略缓慢,约50～60次/分,呼吸深慢,10～16次/分。

5.腹部扪及圆而硬的子宫,子宫底从平脐处每日下降1～2cm,至产后10日腹部扪及不到。

【处理原则】

1.下地活动　经阴道自然分娩产妇,应于产后6～12小时内起床稍事活动,于产后第2日可在室内随意走动和做产后健身操。剖宫产分娩的产妇,可推迟至产后第2日下地活动。尽早适当活动及做产后健身操,有助于机体恢复,避免或减少静脉栓塞的发生。

2.饮食　产后建议少食多餐,可进流质或清淡半流质饮食,以后可进普通饮食。食物应富营养,有足够热量和水分。

3.小便与大便　鼓励产妇尽早排尿,自然分娩应在4小时内排尿,如有排尿困难可用温开水冲洗外阴或听流水声等诱导排尿。也可采用针刺关元、气海、三阴交及阴陵泉,或肌内注射甲基硫酸新斯的明 1mg 等方法,促进排尿。上述方法无效时留置导尿管 2～3 日,并给与抗生素预防感染。便秘时口服缓泻剂,或开塞露塞肛或肥皂水灌肠。

4.观察子宫复旧及恶露　测宫底高度时应排空膀胱。产后子宫收缩痛严重时可服用止痛药物。子宫复旧不良时给予子宫收缩剂。恶露有臭味者应给予抗生素,口服或肌内注射。

5.会阴处理　保持会阴干燥清洁,会阴部有缝线者每天擦洗消毒 2 次,侧切伤口较深缝线较多者便后擦洗,于产后 3～5 日拆线,伤口如有红肿及时理疗或局部封闭,有感染时可提前拆线或行扩创术。

6.母婴同室及母乳喂养　产后 30 分钟内给新生儿吸吮乳头,指导正确哺乳姿势及按需哺乳。产妇乳量不足时可:①多吃汤汁食物;②针刺外关、合谷穴;③灸膻中、乳根、少泽穴;④中药当归 12g,通草 2g,穿山甲 12g,王不留行 12g,木馒头 6g 煎汤服,每日一剂。产妇胀奶时,他人协助轻轻揉开乳房内硬块,然后用吸奶器或奶泵吸出足够的乳汁,使乳窦变软,进行频繁和有效的喂哺。如有乳头破裂不必停止哺乳但应纠正哺乳姿势,哺乳后挤出少许乳汁涂在乳头和乳晕上,短暂暴露和干燥乳头帮助乳头皮肤愈合。

7.回奶　婴儿患有先天性代谢病(半乳糖血症、苯丙酮尿症、枫乳糖尿症)或产妇患有严重疾病不可母乳喂养时用下列方法回奶:①芒硝 250g 打碎,用纱布包裹后置乳房外敷;②维生素 B_6 200mg,1 日 3 次,口服 5～7 天;③生麦芽每日 60～90g 煎服代茶,连服 3～5 天;④溴隐亭 2.5mg,1～2 次/日,共用 2 周。

8.其他　告知产妇产褥期内禁性交,产后 42 天内可有排卵,哺乳者应以器具避孕为首选。不哺乳者可以选用药物避孕。

产妇应于产后 42 天去分娩医院做健康检查。测血压,必要时检查血、尿常规,了解哺乳情况,并行妇科检查,观察盆腔内生殖器是否恢复正常。婴儿应测身高、体重,全面检查发育及营养情况。

第七章　异常产褥

一、产褥感染

产褥感染是指产褥期内生殖道受病原体侵袭而引起局部或全身的感染。发生率为 $1\%\sim7.2\%$，与医疗条件密切相关。农村、边远贫困地区多发，是产妇死亡的主要原因之一。

产褥病率是指分娩 24 小时以后的 10 天内，每日测量 4 次体温，凡体温有 2 次达到或超过 38℃者。产褥病率的原因主要为产褥感染、其他原因的感染，如上呼吸道、泌尿道、乳腺感染等。

【病因】

1.感染来源

(1)自身感染(内源性感染)：正常孕妇生殖道或其他部位寄生的病原体，当出现感染诱因时使机体抵抗力低下而致病。孕妇生殖道病原体不仅可以导致产褥感染，而且还可以通过胎盘、胎膜、羊水间接感染胎儿，并导致流产、早产、死胎、IUGR、胎膜早破等。

(2)外来感染(外源性感染)：由被污染的衣物、用具、各种手术器械、敷料等物品接触后引起感染，常常与无菌操作不严格有关。

2.感染病原体

(1)需氧性链球菌：是外源性感染的主要致病菌，尤其是 B 族 β 溶血性链球菌(CBS)产生外毒素与溶组织酶，有极强的致病力、毒力和播散力，可致严重的产褥感染。

（2）大肠杆菌属：包括大肠杆菌及其相关的革兰阴性杆菌、变形杆菌等，亦为外源性感染的主要致病菌之一，也是菌血症和感染性休克最常见的病原体。

（3）葡萄球菌属：主要为金黄色葡萄球菌和表皮葡萄球菌，金黄色葡萄球菌多为外源性感染，容易引起严重的伤口化脓性感染。

（4）厌氧性链球菌：存在于正常阴道中，当产道损伤、机体抵抗力下降时，可迅速大量繁殖，并与大肠杆菌混合感染，其分泌物异常恶臭。

（5）厌氧类杆菌属：包括脆弱类杆菌、产色素类杆菌等，为绝对厌氧的革兰阴性杆菌。此类细菌可加快血液凝固，易导致血栓性静脉炎。

（6）双歧杆菌属：双歧杆菌属为机会致病菌，多由无菌操作不严引起，可导致局部地区的暴发流行，如深圳某医院曾暴发流行该菌产褥感染，治疗较为棘手。

（7）梭状芽胞杆菌：主要为产气荚膜杆菌，产生两种毒素溶解蛋白质而产气，并引起溶血。严重者可导致急性肾衰竭、气性坏疽、循环衰竭而死亡。

（8）其他：淋病奈瑟菌、溶脲脲原体、人型支原体、沙眼衣原体均可导致产褥感染，但较少见，通过直接或间接不洁性行为传播引起者较为多见。另外，病毒引起的产褥感染鲜有报道，但母亲患柯萨奇病毒感染者可通过产道传播给新生儿，并引起局域性新生儿暴发感染，新生儿死亡率极高。由 SARS 病毒引起的产褥感染目前尚无报道。

3.感染诱因　机体对入侵的病原体的反应，取决于病原体的种类、数量、毒力以及机体自身的免疫力。任何削弱产妇生殖道和全身防御功能的因素均有利于病原体的入侵与繁殖，如贫血、营养不良、各种慢性疾病（如肝功能不全、妊娠合并心脏病、糖尿病等）、临近预产期前性交尤其是配偶患性传播疾病者、胎膜早破、羊膜腔感染、各种产科手术操作、产道损伤、产前产后出血、宫腔填塞纱布、产道异物、产程过长、胎盘残留等，均为产褥感染的诱因。

【病理及临床表现】

1.急性外阴、阴道、宫颈炎 常由于分娩时会阴损伤或手术产、妊娠前有外阴阴道炎者而诱发,表现为局部灼热、坠痛、肿胀,炎性分泌物刺激尿道可出现尿痛、尿频、尿急。

2.急性子宫内膜炎、子宫肌炎 由病原体经胎盘剥离面侵犯至蜕膜所致者为子宫内膜炎,侵及子宫肌层者为子宫肌炎,两者常互相伴随。临床表现为低热、下腹疼痛及压痛、恶露增多且有异味,重者有寒战、高热、头痛、心率加快、白细胞及中性粒细胞增高,有时因下腹部压痛不明显及恶露不一定多而容易误诊。

3.急性盆腔结缔组织炎、急性输卵管炎、卵巢炎 病原体通过淋巴道或血行侵及子宫旁组织,并延及输卵管及其系膜和卵巢。如侵及整个盆腔,可形成"冰冻骨盆",患者下腹疼痛剧烈,常有高热,有时可触及下腹部包块。

4.急性盆腔腹膜炎、弥漫性腹膜炎 炎症扩散至子宫浆膜层,形成盆腔腹膜炎,继续发展为弥漫性腹膜炎,出现全身中毒症状:高热、寒战、恶心、呕吐、腹胀、下腹剧痛,体检时下腹明显压痛、反跳痛。产妇因产后腹壁松弛,腹肌紧张多不明显。腹膜炎性渗出及纤维素沉积可引起肠粘连,常在直肠子宫陷凹形成局限性脓肿,刺激肠管和膀胱导致腹泻、里急后重及排尿异常。如病情不能彻底控制可发展为慢性盆腔炎。

5.血栓性静脉炎 细菌分泌肝素酶分解肝素导致高凝状态,加之炎症造成的血流淤滞、静脉壁损伤,尤其是厌氧菌和类杆菌造成的感染极易导致盆腔血栓性静脉炎。常累及卵巢静脉、子宫静脉、髂内静脉、髂总静脉及下腔静脉,多为单侧,多发生在产后 1～2 周,继子宫内膜炎之后出现寒战、高热,且反复发作,可持续数周,诊断有一定的困难。下肢血栓性静脉炎者,病变多位于股静脉和静脉及大隐静脉,表现为弛张热,下肢持续性疼痛,局部静脉压痛或触及硬索状包块,血液循环受阻,下肢水肿,皮肤发白,称为"股白肿"。可通过彩色多普勒超声血流显像检测出。如患侧踝部、腓肠肌部、大腿中部的周径大于对侧 2cm 时,亦可做出诊断。

6.脓毒血症及败血症　病情加剧时细菌进入血液循环引起脓毒血症、败血症,尤其是当感染血栓脱落时可致肺、脑、肾脓肿或栓塞死亡。

【诊断及鉴别诊断】

1.详细询问病史、分娩经过、产褥期状况,认真进行全身及局部体检。注意有无引起感染的诱因,排除可致产褥病率的其他因素或切口感染等,查血尿常规、C反应蛋白(CRP)、ESR则有助于早期诊断。

2.病原体确诊:急性期取分泌物做鉴定病原体种类对确诊和治疗极其重要。

(1)病原体培养和药物敏感试验:对治疗极有参考价值,但注意厌氧菌培养时应在厌氧培养基中培养。

(2)分泌物涂片检查:对淋球菌或厌氧菌感染有一定的参考意义。

(3)病原体抗原抗体检测:可采用相应免疫试剂盒进行快速检测。

3.确定病变部位:通过仔细全面体检,双合诊及三合诊,可触及增粗的输卵管或盆腔脓肿包块,诊断不难。必要时可进行B超、彩色多普勒、CT、MRI等对其炎性包块、脓肿或静脉血栓进行定性定位检测。

【预防】

加强围生期卫生宣教,保持全身及外阴清洁,妊娠晚期避免性交,加强营养,有外阴阴道炎和宫颈炎者应及早治疗。临产前注意避免胎膜早破,产程异常者要及早处理,避免滞产、产道损伤、产后出血等引起感染的诱因。接产中严格无菌操作,正确掌握手术指征。产后严密观察,对可能发生产褥感染者,如阴道助产、产程延长、产后出血、胎膜早破、合并内科疾患者、机体抵抗力低下者等,应预防性应用抗生素。减少和婉拒不必要的探视,以免探视者带菌交叉感染。注意个人卫生,腹部或会阴伤口拆线后可淋浴,产后10天内应避免盆浴以防逆行性感染。勤换内裤和卫生巾或卫生护垫,并及时更换污染的床单。

【治疗】

应积极处理并重视,切勿耽搁时机,否则病情加剧随时可致患者中毒性休克、多器官功能衰竭而死亡。

治疗原则是抗感染。首选广谱高效抗生素,如青霉素、氨苄西林、头孢菌素类或喹诺酮类抗生素等,必要时进行细菌培养及药物敏感试验,应用相应的有效抗生素。应注意需氧菌与厌氧菌以及耐药菌株的问题,可采用甲硝唑、替硝唑抗厌氧菌治疗。病情危重者可短期加用肾上腺皮质激素,以提高机体的应激能力。

有宫腔残留者应予以清宫,对外阴或腹壁有脓肿者应切开引流,取半卧位以利于脓液流入陶氏腔,使之局限化,必要时行阴道后穹隆穿刺或切开引流。

对症与支持疗法,加强营养、补充维生素,纠正贫血与水电解质紊乱,可少量、多次输新鲜血或白蛋白,也可辅以中医药治疗。

对血栓性静脉炎患者,在抗感染的同时,加用肝素 48～72 小时,即肝素 50mg+5％葡萄糖溶液静脉滴注,6～8 小时一次,体温下降后改为每天 2 次,维持 4～7 天。亦可加用活血化瘀中药以及溶栓类药物。如化脓性血栓不断扩散,可结扎卵巢静脉、髂内静脉,或切开病灶静脉直接取出栓子。

二、晚期产后出血

晚期产后出血是指分娩 24 小时后,在产褥期内发生的子宫大量出血。多见于产后 1～2 周,亦可迟至产后 2 个月左右发病。临床表现为持续或间断阴道流血,有时是突然阴道大量流血,可引起失血性休克。晚期产后出血多伴有寒战、低热。

【病因】

1.胎盘残留　残留的胎盘组织坏死脱落时,基底部血管出血。

2.蜕膜残留　长时间大面积残留,影响子宫缩复,继发子宫内膜炎。

3.胎盘附着部位子宫复旧不全或子宫内膜修复不全。

4.感染　子宫内膜感染者导致胎盘附着面处复旧不良、子宫收缩不良,从而引起子宫大量出血。

5.剖宫产切口裂开　多见于子宫下段横切口剖宫产,常发生于下述情况:①子宫切口感染。②切口选择不合理,切口过高、过低或偏向一侧累及子宫动脉。③缝合不合理,如组织对位不良、手术操作粗暴、活动性出血血管缝扎不紧、切口两侧角部回缩血管未缝扎、缝线过松或牵拉过紧、缝扎组织过多过密以及肠线过粗等。④忽视切口延长裂伤。

6.其他　产后子宫滋养细胞肿瘤、子宫黏膜下肌瘤、宫腔异物等。

【检查与诊断】

1.胎盘或蜕膜残留红恶露持续时间延长,以后反复出血或突然大量出血。检查发现子宫复旧不全、宫颈口松弛,有时可触及残留组织。宫腔刮出物送检,可发现变性、坏死或炎性反应的胎盘或蜕膜。

2.胎盘附着部位子宫复旧不全或子宫内膜修复不全多发生于产后2周左右,检查子宫大而软,宫颈口松弛,宫颈管内可有大量血块堵塞,按摩子宫可排出陈旧性血液及凝血块。

3.剖宫产切口裂开突发无痛性阴道大量出血,产后2～3周多见,可以反复出现。检查阴道宫颈内有血块,宫颈外口松,子宫下段切口部位可有凹陷、突起或血块。

诊断时应注意排除血液系统疾病。双合诊应在消毒、输液、备血、纠正休克以及有抢救条件下进行。不要强行清除宫颈部位凝血块。检查血、尿常规了解贫血与感染情况。B型超声检查了解子宫大小、宫腔有无残留物以及剖宫产切口愈合状况等。

【治疗】

1.少量或中量阴道出血,应用广谱抗生素、宫缩药以及支持疗法、中药治疗。有条件的情况下先行髂内动脉栓塞术,控制出血后再行保守治疗通常可避免开腹手术。

2.疑有胎盘、胎膜、蜕膜残留或胎盘附着部位复旧不全,应在备血、做好开腹手术术前准备的条件下行清宫术。如行髂内动脉栓塞后再在超声引导下行清宫术,则更安全。刮出物送病检,术后继续应用抗生素及宫缩药。

3.剖宫产术后出血,应用抗生素及宫缩药,大量出血应积极抢救,慎用清宫。保守治疗无效,适时开腹探查,首选髂内动脉结扎术,在解剖层次清楚的情况下可行子宫动脉上行支结扎术。术中应注意两侧阔韧带有无受累并酌情处理,必要时行子宫次全切除术或子宫全切术。

4.若为肿瘤,应做相应处理。

【预防】

胎盘胎膜娩出后应认真检查是否完整,有残留者及时处理。有感染诱因者在产后应预防性使用抗生素,并严格按无菌操作原则进行每一步骤的管理和实施。剖宫产者避免切口过低或过高,避免偏向一侧损伤子宫动脉,缝合时切忌过密,一般针距以大于 1cm 为宜。

第八章　妊娠合并症

第一节　妊娠合并心脏病

妊娠并发心脏病是严重威胁孕产妇生命安全的一种疾病,在我国孕产妇死亡原因中,妊娠并发心脏病仅次于产后出血,高居第二位。发病率为1%左右。

目前,在妊娠并发心脏病患者中,先天性心脏病占35%～50%,位居第一。其余依次为风湿性心脏病、妊娠期高血压疾病性心脏病、围生期心肌病、贫血性心脏病及心肌炎等。

1.先天性心脏病　分为无发绀型和发绀型两类。

(1)左向右分流型:房间隔缺损<1厘米、>2厘米;室间隔缺损<1平方厘米/平方米;动脉导管未闭。房间隔缺损、室间隔缺损或动脉导管未闭→左向右分流→肺动脉高压→右向左或者双向分流。

(2)右向左分流型:法洛四联征及艾森门格综合征等。

(3)无分流型:肺动脉口狭窄面积减少60%;主动脉狭窄;马方综合征;动脉夹层。

2.风湿性心脏病　二尖瓣狭窄及关闭不全,主动脉瓣病变者少见。

(1)二尖瓣狭窄:二尖瓣狭窄→左心室灌注减少→左房压及肺动脉毛细血管楔压升高、左心室排血量减少→肺血流出受阻→肺动脉高压→右心力衰竭。

(2)二尖瓣关闭不全:二尖瓣关闭不全→血液收缩期反流→左室左

房的扩张→左心室肌力下降→左心力衰竭→左室排血量下降→肺血流出受阻→肺动脉高压→右心力衰竭。

3.妊娠期高血压疾病性心脏病　既往无心脏病史及体征,而突然发生以左心衰竭为主的全心衰竭。原因:冠状动脉痉挛,心肌缺血受累,周围小动脉阻力增加,水、钠潴留及血黏度增加等,加重了心脏负担而诱发急性心力衰竭。经过积极治疗,常能度过妊娠及分娩,产后病因消除,病情会逐渐缓解。

4.围生期心肌病　是发生于妊娠期最后 3 个月至产后 6 个月内的扩张型心肌病,表现为既往无心脏病史的孕妇出现心肌收缩功能障碍和充血性心力衰竭症状,如呼吸困难、咯血、胸痛、肝大、水肿等。超声心动图:以左房左室扩大为主,室壁运动普遍减弱,左室射血分数减低等。可伴有各种心律失常。本病患者一部分可因心力衰竭、肺梗死或心律失常而死亡。一部分患者经临床治疗得以恢复,再次妊娠可能复发。

5.心肌炎　近年病毒性心肌炎呈增多趋势,心肌炎及其后遗症并发妊娠的比例也在增加。主要表现为既往无心瓣膜病、冠心病或先心病,在病毒感染后 1~3 周内出现乏力、心悸、呼吸困难和心前区不适。检查可见心脏扩大,出现与发热不相称的持续性心动过速、室性期前收缩、房室传导阻滞和 ST 段及 T 波异常改变等。病原学检查和心肌酶谱可协助诊断。

一、妊娠并发心脏病的诊断

1.病史与症状　①有心脏病史或风湿热病史。②出现心功能异常的有关症状,如劳力性呼吸困难、经常性夜间端坐呼吸、咯血、与劳力或情绪有关的胸痛等。

2.体征与检查　①水肿、心动过速。②发绀、杵状指,持续颈静脉怒张。③听诊有Ⅲ级或以上的收缩期或舒张期杂音。④心电图有严重的心律失常,如心房颤动、心房扑动、Ⅲ度房室传导阻滞、ST 段及 T 波异常改变等。⑤X 线胸片或二维超声心动图检查显示显著的心界扩大及心脏结构异常。

3.心脏代偿功能分级(NYHA 心功能分级)

(1)Ⅰ级:一般体力活动不受限制。

(2)Ⅱ级:一般体力活动稍受限制,活动后心悸、轻度气短,休息时无症状。

(3)Ⅲ级:一般体力活动显著受限制,休息时无不适,轻微日常工作即感不适、心悸、呼吸困难,或既往有心力衰竭史者。

(4)Ⅳ级:不能进行任何活动,休息时仍有心悸、呼吸困难等心力衰竭表现。

4.心脏病患者对妊娠耐受能力的判断

(1)可以妊娠:心脏病变较轻,心功能Ⅰ～Ⅱ级,既往无心力衰竭史,亦无其他并发症者,妊娠后经密切监护、适当治疗多能耐受妊娠和分娩。

(2)不宜妊娠:心脏病变较重、心功能Ⅲ级或Ⅲ级以上、既往有心力衰竭史、肺动脉高压、发绀型先心病、严重心律失常、活动风湿热、心脏病并发细菌性心内膜炎者,孕期极易发生心力衰竭,不宜妊娠。若已妊娠,应在妊娠早期行治疗性人工流产。

5.常见并发症　包括心力衰竭、感染性心内膜炎、缺氧与发绀、静脉栓塞与肺栓塞。

二、妊娠并发心脏病的治疗

1.妊娠期

(1)孕前及产前检查:对于有心脏病的育龄妇女,一定要求做到孕前咨询,以明确心脏病的类型、程度、心功能状态,并确定能否妊娠。允许妊娠者一定要从早孕期开始,定期进行产前检查。能及早发现心力衰竭的早期征象。在妊娠 20 周以前,应每 2 周行产前检查 1 次,20 周以后,尤其是 32 周以后,发生心力衰竭的机会增加,产前检查应每周 1 次。发现早期心力衰竭征象应住院治疗。母亲患有先天性心脏病则建议行胎儿超声心动图检查,阶段性胎儿生长发育评估。

(2)预防心力衰竭:充分休息,高蛋白、高维生素、低盐、低脂肪饮食。孕期应适当控制体重,积极预防和及早纠正贫血、心律失常、妊高征、感染等。

(3)妊娠期心衰处理原则

1)半卧位,吸氧:使动脉血氧分压(PaO_2)≥80 毫米汞柱,血氧饱和度(SaO_2)≥95%,可用 40%～60%氧 4～6 升/分钟鼻管或面罩。

2)镇静:吗啡 8～10 毫克或哌替啶 50～75 毫克。每日 1 次,口服。

3)强心:毛花苷 C 0.2～0.4 毫克,静脉注射,必要时 4～6 小时后重复。

4)利尿:呋塞米 20～40 毫克,肌内注射,以降低心脏前负荷及肺毛细血管楔压。

5)血管扩张药:扩张小动脉,降低后负荷:酚妥拉明 10 毫克溶于 5%葡萄糖液 250 毫升,以每分钟 3～10 微克/千克体重静脉滴注;硝苯地平 10～20 毫克,舌下含服,每日 3～4 次。扩张小静脉,降低前负荷:硝酸甘油 0.3～0.6 毫克,舌下含服,硝酸异山梨酯每次 5～10 毫克,舌下含服,每 4～6 小时一次。

6)地塞米松 10～20 毫克,静脉注射。

7)正性心肌力药:用于难治性心力衰竭,多巴胺 20 毫克＋5%葡萄糖液 250～500 毫升,以每分钟 1 微克/千克体重起至每分钟 2.5～5 微克/千克体重静脉滴注。

8)终止妊娠。

9)抗生素防感染。

2.分娩期

(1)分娩方式的选择:近年来,认为剖宫产时血流动力学的改变比阴道分娩小,心功能不好者,首选剖宫产,同时心脏监护,并限制液体量及滴速,加强抗感染治疗,预防心内膜炎的发生。

(2)分娩期处理

1)第一产程:产程开始,抗生素预防感染至产后1周;产程中保持安静、镇静;生命体征及产程监测,及早发现问题,一旦发现心力衰竭征象,应取半卧位、高浓度面罩吸氧,并给毛花苷 C 0.4 毫克加入 25%葡萄糖液 20 毫升,缓慢静脉注射。必要时 4~6 小时重复给药 1 次,每次 0.2 毫克。

2)第二产程:要避免屏气加腹压,应行会阴侧切、胎头吸引或产钳助产术,尽可能缩短第二产程。

3)第三产程:胎儿娩出后,产妇腹部压沙袋防腹压骤降而诱发心力衰竭;防止产后出血过多而加重心肌缺血。禁用麦角新碱,以防静脉压增高。

3.产褥期 产后 3 日内尤其 24 小时内仍是发生心力衰竭的危险时期,产妇需充分休息并密切监护。心功能在Ⅲ级以上者,不宜哺乳。

三、临床经验及诊治进展

心脏瓣膜置换术后的患者妊娠期的最大危险是血容量及心排血量的增加,可诱发心力衰竭及抗凝治疗不当造成血栓栓塞和出血。因此,每一位患有心脏瓣膜病的育龄妇女,孕前都必须进行检查及咨询,由有经验的心内科医师与产科医师对其妊娠期间可能发生的意外做出综合分析与合理预测,再由患者及家属做出是否妊娠及何时妊娠的决定。心脏瓣膜置换术后及孕前心功能达到Ⅰ~Ⅱ级、心胸比例<0.65,置换瓣膜功能良好者多能较安全地完成妊娠与分娩,而心功能在Ⅲ级以上、心脏扩大明显者,孕产期的死亡率可达 5%~6%或更高,因此不宜妊娠。

由于机械瓣膜置换术面临抗凝治疗问题,而置换生物瓣膜后不需抗凝治疗,其血栓栓塞的发生率也低,但生物瓣耐久性较差,数年后瓣膜可能发生自身退化、钙化及破裂等,可能面临再手术的问题,因此认为生物瓣膜置换术后的最佳妊娠时间为术后 1～3 年,且年龄在 35 岁以下为宜。多数学者认为,有心脏瓣膜病的育龄妇女在打算生育前应尽可能使用生物瓣,以避免使用抗凝药,减少血栓栓塞的发生。

第二节 妊娠合并病毒性肝炎

病毒性肝炎为多种病毒引起的以肝脏病变为主的传染性疾病,致病病毒包括甲型(HAV)、乙型(HBV)、丙型(HCV)、丁型(HDV)和戊型(HEV)五种病毒。妊娠合并病毒性肝炎的发病率为 $0.8\%～17.8\%$,以乙型肝炎最为常见,可发生于妊娠的任何时期。

【妊娠对病毒性肝炎的影响】

妊娠不增加对肝炎病毒的易感性,但妊娠期新陈代谢率高,营养消耗增多,肝脏负担加重,易使病毒性肝炎病情加重、复杂,增加诊断和治疗的难度,妊娠期限越晚,越易发展成为重症肝炎。

分娩期间,由于体力消耗、出血、缺氧等引起代谢障碍,导致肝细胞缺血坏死。分娩后 1～3 天,部分患者的肝功能进一步下降,多数于产后 2 周肝功能恢复正常。

【病毒性肝炎时妊娠的影响】

1.对母体的影响 妊娠早期合并病毒性肝炎,可使早孕反应加重,晚期合并肝炎,可使妊娠期高血压疾病的发病率增加。分娩时,因凝血因子合成减少,易发生产后出血;若为重症肝炎,常并发 DIC,出现全身出血现象,直接威胁母婴生命。

2.对胎儿的影响 妊娠合并病毒性肝炎使流产、早产、死胎、死产、胎儿畸形的发生率明显增高,新生儿患病率和死亡率也增高;围生期感染的婴儿,一部分将转为慢性病毒携带状态。

3.传播方式 甲型肝炎病毒(HAV)及戊型肝炎病毒(HEV)主要

通过分娩过程中接触母血、吸入羊水或受粪便污染而感染,不能通过胎盘屏障传给胎儿;乙型肝炎病毒(HBV)主要通过宫内传播、产时传播及产后接触母乳及母亲唾液等途径传播;丙型肝炎病毒(HCV)在母婴间垂直传播率4%～7%,妊娠晚期感染丙肝病毒,约2/3发生母婴传播;丁型肝炎病毒(HDV)通过体液、血行或注射途径传播,需同时有乙型肝炎病毒感染。

【诊断】

1.病史　有与病毒性肝炎患者密切接触史,半年内有输血、注射血制品史。

2.潜伏期　甲型肝炎为2～7周;乙型肝炎为1.5～5个月;丙型肝炎为2～26周;丁型肝炎为4～20周;戊型肝炎为2～8周。

3.临床表现　患者出现不能用早孕反应或其他原因解释的消化系统症状,如食欲减退、恶心、呕吐、肝区疼痛、乏力等;部分患者有皮肤巩膜黄染、尿色深黄、妊娠早期、中期可触及肝大,肝区触痛或叩击痛。

4.辅助检查

(1)血清谷丙转氨酶增加,血清胆红素增加,尿胆红素阳性。

(2)病原学检查:甲型肝炎抗体(抗HAV-IgM)、丙型肝炎抗体(抗HCV-IgM)检查,以及乙型肝炎病毒的两对半检查(HBsAg、HBsAb、HBcAb、HBeAg和HBeAb)。

5.肝炎病毒病原学检查的临床意义

(1)抗HAV-IgM阳性:提示甲型肝炎(HAV)急性感染。

(2)抗HCV-IgM阳性:提示丙型肝炎(HCV)急性感染。

(3)HBsAg阳性:HBV感染标志,见于乙型肝炎患者或病毒携带者。

(4)抗HBsAb阳性:提示过去曾感染过HBV(或行过预防注射)。

(5)抗HBc-IgM阳性:提示处于乙型肝炎病毒复制阶段。

(6)HBeAg阳性:提示血中大量HBV存在,目前传染性极强。

(7)抗HBeAb阳性:提示处于HBV感染恢复期,传染性较弱。

6.妊娠合并急性重症肝炎的诊断要点

(1)消化道症状严重,表现食欲极度减退,频繁呕吐,腹胀,出现腹水。

(2)黄疸迅速加深,血清总胆红素值>171μmol/L。

(3)出现肝臭气味,肝呈进行性缩小,肝功能明显异常,酶胆分离,白/球蛋白倒置。

(4)凝血功能障碍,全身出血倾向。

(5)迅速出现肝性脑病表现,烦躁不安、嗜睡、昏迷。

(6)肝肾综合征出现急性肾衰竭。

【治疗】

1.轻症肝炎　妊娠期处理原则与非妊娠期是相同的。

(1)注意休息。

(2)加强营养,补充高维生素、高蛋白、足量糖类,低脂肪饮食。

(3)预防感染。

(4)进行护肝治疗,避免使用肝毒性药物。

(5)有黄疸者应立即住院,按重症肝炎处理。

2.重症肝炎

(1)保护肝脏:高血糖素-胰岛素-葡萄糖联合应用能改善氨基酸及氨的异常代谢,有防止肝细胞坏死和促进肝细胞新生的作用。

(2)预防及治疗肝昏迷:口服新霉素或甲硝唑、醋谷胺、六合氨基酸等降低血氨治疗。

(3)凝血功能障碍的防治:补充凝血因子、输新鲜血、凝血酶原复合物、纤维蛋白原、抗凝血酶和维生素 K_1 等。

(4)并发肾衰竭:按急性肾衰竭处理。严格限制入液量,一般每日入量为 500ml 加前一日尿量。呋塞米 60～80mg 静脉注射,多巴胺或山莨菪碱(654-2)静注,扩张肾血管,检测血钾浓度,避免应用损害肾脏的药物。

3.产科处理

(1)妊娠期:妊娠早期若为轻症应积极治疗,可继续妊娠。慢性活动性肝炎妊娠后对母儿威胁较大,应适当治疗后终止妊娠;妊娠中晚期,尽量避免终止妊娠,避免手术、药物对肝脏的影响。给予维生素 C 和维生素 K,加强胎儿监护,注意防治妊娠期高血压疾病,经治疗病情仍进展者,考虑终止妊娠。

(2)分娩期:分娩前数日肌内注射维生素 K_1,每日 $20\sim40mg$。尽量缩短第二产程,注意防止产道损伤和胎盘残留,减少产后出血情况;对于重症肝炎者,经积极控制 24 小时后迅速终止妊娠,以剖宫产术为宜,术后注意加强宫缩,严密观察,及时对症处理。

(3)产褥期:采用对肝脏损害小的广谱抗生素,控制感染,密切观察病情变化,给予相应的对症处理。母血 HBsAg、HBeAg、抗-HBc 抗体 3 项阳性及后 2 项阳性孕妇,均不宜哺乳。乳汁 HBV-DNA 阳性者不宜哺乳。

第三节　妊娠合并糖尿病

妊娠期间的糖尿病包括两种情况:糖尿病合并妊娠和妊娠期糖尿病。

糖尿病合并妊娠是指在原有糖尿病的基础上合并妊娠者,或者非妊娠期为隐性糖尿病,妊娠后发展为临床糖尿病(即出现糖尿病表现在先,妊娠在后)。

妊娠期糖尿病(GDM)是指妊娠期首次发现或发病的糖尿病(即妊娠在先,出现糖尿病表现在后)。由于从妊娠早期开始胎儿不断从母体中摄取葡萄糖,使孕妇血糖水平低于非妊娠期,随着妊娠进展,葡萄糖代谢率不断增高,所需的胰岛素也相应增加。如果胰岛素分泌相对不足或胰岛素抵抗,则其平衡失调,表现为糖耐量增高甚或糖尿病。大多数 GDM 患者产后糖代谢异常能恢复正常,但 $20\%\sim50\%$ 将来发展成真性糖尿病,应引起重视。

【病理】

(一)妊娠对糖尿病的影响

1.妊娠期　　拮抗胰岛素的激素分泌增多,主要为胎盘分泌的胎盘泌乳素、雌激素、孕激素、肾上腺皮质激素等,故母体对胰岛素的需要量较非妊娠期增加 1 倍,加上胎盘泌乳素的脂解作用,使外周脂肪分解为糖类和脂肪酸,容易发生酮症酸中毒。另一方面,妊娠期由于血容量增加,血液稀释,则有胰岛素相对不足,并且肾小球滤过率增多、肾小管对糖的再吸收减少,使肾排糖阈降低,尿糖增加,易使病情复杂化,影响对胰岛素需要量的正确计算。

2.分娩期　　子宫收缩消耗大量糖原、临产后孕妇进食减少,容易发生酮症酸中毒。

3.产褥期　　随着胎盘的排出及全身内分泌激素的逐渐下降至非妊娠期水平,胰岛素的需要量随之相应减少,如不及时减少用量,极易发生低血糖症。

(二)糖尿病对妊娠的影响

1.对孕妇的影响　　GDM 者妊娠期血糖控制不满意时,常伴微血管病变,其并发妊娠期高血压疾病的概率较普通孕妇高 4~8 倍,子痫及其并发症的发生率亦相应增高。糖尿病患者白细胞存在多种功能缺陷,杀菌作用明显降低,妊娠期、产时及产后容易发生感染,甚至败血症。由于羊水中糖含量增高,刺激羊膜过多分泌羊水,故并发羊水过多者可达 8%~30%,容易发生胎膜早破和早产。胎儿体内糖含量的增高使巨大胎儿的发生率上升,因而手术产率增高。

2.对胎儿的影响　　由于孕妇体内葡萄糖可通过胎盘进入胎儿体内,而胰岛素不能通过胎盘,使胎儿长期处于高血糖状态,刺激胎儿胰岛 β 细胞增生,产生大量胰岛素,蛋白质、脂肪合成增加,胎儿体内脂肪聚集,体重增加。同时畸形儿的发生率亦相应增高。另外,糖尿病患者常由于严重的血管病变及产科并发症,子宫胎盘血液循环障碍,死胎、死产发生率增高。胎儿出生后由于母体血糖供应迅速中断,而新生儿自身处于高胰岛素状态,极易发生反应性低血糖,并且由于肺泡表面活性物质不足而并发新生儿呼吸窘迫综合征,新生儿死亡率极高。

【诊断】

糖尿病合并妊娠的诊断不太困难,而妊娠期糖尿病(GDM)患者常无明显症状,有时空腹血糖及尿糖也可正常,诊断容易漏诊、延误治疗。

1.GDM 筛查及诊断

(1)病史和临床表现:典型患者常表现为多饮、多食、多尿及反复发作的外阴阴道真菌感染;常有糖尿病家族史、多囊卵巢综合征、孕前体重>90kg、胎儿出生体重>4kg;既往可有不明原因的流产、死胎、死产、巨大胎儿、畸形儿等病史;本次妊娠胎儿偏大或羊水过多者应警惕患糖尿病。

(2)口服葡萄糖耐量实验(OGTT):妊娠早期空腹血糖 5.1～7.0mmol/L,在 24～28 周或以后(就诊晚者)直接进行 75g OGTT,不再推荐妊娠期 50g 葡萄糖负荷实验(GCT)。

75g OGTT 诊断标准:口服葡萄糖 75g,测空腹血糖及服糖后 1 小时、2 小时血糖值,分别为 5.1mmol/L、10.0mmol/L、8.5mmol/L(92mg/dl、180mg/dl、153mg/dl),其中任何一点血糖达到或超过上述标准即诊断为 GDM。

(3)医疗资源缺乏地区,24～28 周检查空腹血糖,若空腹血糖>5.1mmol/L,可直接诊断为 GDM;空腹血糖<4.4mmol/L,可暂不做 OGTT;空腹血糖 4.4～5.1mmol/L 者,做 OGTT。

2.糖尿病合并妊娠的诊断

(1)妊娠前已确诊为糖尿病患者。

(2)妊娠前未进行过血糖检测的孕妇,存在高危因素,首次检查达到以下任何一项标准应诊断为糖尿病合并妊娠:糖化血红蛋白≥6.5%;空腹血糖≥7.0mmol/L;OGTT 2 小时≥11.1mmol/L;伴有典型的高血糖或高血糖危象症状,同时任意血糖≥11.1mmol/L。

【妊娠合并糖尿病的分期】

White 分类法,有利于估计病情程度、判断预后。

A 级:妊娠期糖尿病。

A1 级:单纯膳食治疗即可控制血糖。

A2 级:需用胰岛素控制血糖。

B 级:20 岁以后发病,病程<10 年。

C 级:发病年龄 10~19 岁,或病程长达 10~19 年。

D 级:10 岁以前发病,或病程≥20 年,或眼底单纯性视网膜病变。

F 级:糖尿病性肾病。

R 级:眼底有增生性视网膜病变或玻璃体积血。

H 级:并发冠状动脉粥样硬化性心脏病。

T 级:有肾移植史。

【治疗】

处理原则为维持血糖正常范围,减少母儿并发症,降低围生儿死亡率。

1.妊娠期处理

(1)妊娠期监护:严密监护血糖、尿糖及酮体、糖化血红蛋白、眼底检查和肾功能等。妊娠早期、中期采用超声波及血清学筛查胎儿畸形。妊娠 32 周起可采用 NST、脐动脉血流测定及胎动计数等判断胎儿宫内安危。

(2)血糖监测:①推荐每日监测血糖,孕妇每日监测血糖 4 次(空腹及餐后 2 小时)。建议标准:GDM 者餐前≤5.3mmol/L,餐后 1 小时≤7.8mmol/L,餐后 2 小时≤6.7mmol/L;DM 者餐前、睡前、夜间控制在 3.3~5.6mmol/L,餐后血糖峰值在 5.4~7.1mmol/L。②尿糖及酮体测定。③糖化血红蛋白测定:1~2 个月测定 1 次,使其控制在≤6%的水平,理想水平是≤5.5%。

(3)血糖控制:①饮食控制,低糖低盐,每日能量约 125kJ/kg(30kcal/kg),补充维生素、钙和铁剂,以控制在上述水平且孕妇无饥饿感为宜,辅以适量运动。如血糖仍控制不佳,则需药物治疗。②药物治疗选用胰岛素,常采用速效胰岛素或速效中效混合制剂,应从小剂量开始,根据血糖水平调节。随孕周增加,胰岛素用量应不断增加,高峰时间在妊娠 32～33 周,一部分患者妊娠晚期胰岛素用量减少;产程中,孕妇血糖波动大,应停用所有皮下注射胰岛素,每 1～2 小时检测一次血糖;产褥期,随胎盘排出,体内抗胰岛素物质急骤减少,胰岛素用量应减少至产前的 1/3～1/2,并根据产后空腹血糖调整用量。③妊娠合并糖尿病酮症酸中毒时,应立即给予小剂量胰岛素持续静滴降低血糖,纠正代谢紊乱,补液改善循环血容量和组织灌注,纠正电解质紊乱,去除诱因,酮体转阴后可改为胰岛素皮下注射。

2.终止妊娠

(1)有下列情况者应终止妊娠:糖尿病血糖控制不满意,伴血管病变,合并重度子痫前期,严重感染,胎儿宫内生长受限,胎儿窘迫,胎儿畸形等。

(2)终止妊娠的时间以妊娠 38～39 周为宜,患者应在妊娠 32 周后住院治疗。同时放宽剖宫产指征,手术采用连续硬膜外麻醉,如用局部麻醉则不用肾上腺素。术前给予地塞米松 10mg/d,连续 2 天,以防止发生新生儿呼吸窘迫综合征。并在术前控制血糖在 4.44～6.66mmol/L,基本纠正水电解质紊乱,尿酮阴性。

(3)新生儿均按早产儿处理,因新生儿易发生反应性低血糖,故应于娩出后 30 分钟开始定时喂服葡萄糖水,多数新生儿在产后 6 小时内血糖恢复正常,应严密观察并酌情处理。

3.产后随访   产后 6～12 周及以后每 3 年作 1 次 OGTT,高危因素者增加检查次数。

第九章 女性生殖器炎症

第一节 外阴及阴道炎

外阴及阴道的解剖及生理特点，决定了其自然的防御功能：①两侧大阴唇自然合拢，遮掩阴道口、尿道口。②由于盆底肌的作用，阴道口闭合，阴道前后壁紧贴，可以防止外界的污染。经产妇的阴道松弛，这种防御功能较差。③阴道自净作用，阴道上皮在卵巢分泌的雌激素影响下增生变厚，增加对病原体侵入的抵抗力，同时上皮细胞中含有丰富糖原，在乳杆菌作用下分解为乳酸，维持阴道正常的酸性环境（pH$\leqslant$4.5，多在 3.8～4.4），使适应于弱碱性环境中繁殖的病原体受到抑制。

正常情况下，有需氧菌及厌氧菌寄居于阴道内，形成正常阴道菌群。需氧菌包括：棒状杆菌、非溶血性链球菌、肠球菌、表皮葡萄球菌。兼性厌氧菌有乳杆菌、加德纳尔菌和大肠埃希菌。厌氧菌包括：消化球菌、消化链球菌、类杆菌、梭杆菌和动弯杆菌等。此外，还有支原体及念珠菌。阴道与这些菌群形成一种平衡的生态，阴道环境影响着菌群，菌群也影响阴道环境。正常阴道中乳杆菌占优势，在维持阴道正常菌群中起关键作用。

虽然有外阴及阴道的防御机制存在，但由于外阴前与尿道毗邻，后与肛门邻近，易受污染；外阴及阴道又是性交、分娩及各种宫腔操作的必经之道，容易受到损伤及各种外界病原体的感染。此外，虽然阴道内菌群为正常菌群,但当大量应用抗生素、体内激素发生变化或各种原因致机体免疫力下降,阴道与菌群之间的生态平衡被打破,也可形成条件致病菌。

外阴及阴道炎症的共同特点是阴道分泌物增加及外阴瘙痒,由于炎症的病因不同,分泌物的特点、性质及引起瘙痒的轻重也各不相同。

一、非特异性外阴炎

非特异性外阴炎是由物理、化学因素而非病原体所致的外阴皮肤或黏膜的刺激。外阴与尿道、肛门邻近,经常受到经血、阴道分泌物、尿液、粪便的刺激。若不注意皮肤清洁易引起外阴炎;糖尿病患者糖尿的刺激、粪瘘患者粪便的刺激及尿瘘患者尿液的长期浸渍等;穿紧身化纤内裤,导致局部通透性差;局部潮湿及经期使用卫生巾的刺激,均可引起非特异性外阴炎。

(一)非特异性外阴炎的诊断

外阴皮肤瘙痒、疼痛、烧灼感,于活动、性交、排尿、排便时加重。检查可见局部充血、肿胀、糜烂,常有抓痕,严重者形成溃疡或湿疹。慢性炎症可使皮肤增厚、粗糙、皲裂,甚至苔藓样变。

(二)非特异性外阴炎的治疗

1.病因治疗　积极寻找病因,若发现糖尿病应治疗糖尿病;若有尿瘘、粪瘘,应及时行修补术。

2.局部治疗　可用 1:5000 高锰酸钾液坐浴,每日 2 次;若有破溃,涂抗生素软膏或紫草油。此外,可选用中药苦参、蛇床子、白鲜皮、土茯苓、黄柏各 15 克,川椒 6 克。水煎,熏洗外阴部,每日 1～2 次。

(三)临床经验及诊治进展

外阴炎的发生往往有一定的病因,诊治时,不能单纯注意外阴局部病变,还应针对相关的病因进行治疗。外阴部溃疡时有必要做活体病理组织检查,应与外阴癌、外阴结核等疾病相鉴别。有部分患者外阴瘙痒严重,但找不到明确原因,反复实验室检查都不能发现感染的存在,这可能与精神或心理因素有关。

二、前庭大腺炎

病原体侵入前庭大腺引起炎症称为前庭大腺炎。前庭大腺位于两侧大阴唇后 1/3 深部,腺管开口于处女膜与小阴唇之间。因解剖部位的特点,在性交、分娩等其他情况污染外阴部时,病原体容易侵入而引起前庭大腺炎。主要病原体为葡萄球菌、大肠埃希菌、链球菌、肠球菌,随着性传播疾病发病率的增加,淋病奈瑟菌及沙眼衣原体已成为常见的病原体。急性炎症发作时,病原体首先侵犯腺管,腺管呈急性化脓性炎症,腺管开口往往因肿胀或渗出物凝聚而阻塞,脓液不能外流、积存而形成脓肿,称为前庭大腺脓肿。

(一)前庭大腺炎的诊断

炎症多发生于一侧。初起时局部肿胀、疼痛、灼热感,行走不便,有时会导致大小便困难。检查可见局部皮肤红肿、发热、压痛明显。若为淋病奈瑟菌感染,挤压局部可流出稀薄、淡黄色脓汁。当脓肿形成时,可触及波动感,脓肿直径可达 5～6 厘米,患者可出现发热等全身症状。当脓肿内压力增大时,表面皮肤变薄,脓肿自行破溃,若破孔大,可自行引流,炎症较快消退而痊愈,若破孔小,引流不畅,则炎症持续不消退,并可反复急性发作。

(二)前庭大腺炎的鉴别诊断

1.前庭大腺囊肿　共同点为前庭大腺处有一肿块,区别在于前庭大腺炎局部有痛感,常伴有发热、发冷,检查前庭大腺肿块,见表面皮肤发红,触痛明显,有波动感,挤压时在前庭大腺开口处可有脓液溢出;前庭大腺囊肿则前庭肿块皮肤色泽不变,肿块呈囊性,无压痛,挤压前庭大腺处无脓液溢出。

2.外阴疖　一般在皮肤的表面且较小,质硬,无脓液形成。

3.外阴血肿　一般有明确的外伤史,血肿在短时间内迅速形成,疼痛不如肿痛明显,也无腹股沟处淋巴结的肿大。

(三)前庭大腺炎的治疗

急性炎症发作时,需卧床休息。可取前庭大腺开口处分泌物做细菌培养,确定病原体。根据病原体选用抗生素、磺胺类药。此外,可选用清热、解毒的中药,如蒲公英、紫花地丁、金银花、连翘等,局部热敷或坐浴。脓肿形成后可切开引流并行造口术,单纯切开引流只能暂时缓解症状;切口闭合后,仍可形成脓肿或反复感染。

(四)临床经验及诊治进展

前庭大腺炎的致病菌包括葡萄球菌、链球菌、大肠埃希菌,还包括厌氧菌等多种菌种。近年来,随着性传播疾病发病率的增加,淋病奈瑟菌及衣原体已经成为常见病原体。抗生素合用中医中药内服、外治,可使急性前庭大腺炎病程明显缩短,减轻痛苦,促进疾病恢复。当形成脓肿时,应行切开引流并造口,纠正以往急性炎症期不做造口的做法。

三、前庭大腺囊肿

前庭大腺囊肿系因前庭大腺腺管开口部阻塞,分泌物积聚于腺腔而形成。前庭大腺管阻塞的原因:①前庭大腺脓肿消退后,腺管阻塞,脓液吸收后,被黏液分泌物所代替而形成囊肿。②腺腔内的黏液浓稠或先天性腺管狭窄,分泌物排出不畅,导致囊肿形成。③非特异性炎症阻塞,如分娩时会阴与阴道裂伤后瘢痕阻塞腺管口,或会阴后,侧切开术损伤腺管。前庭大腺囊肿可继发感染形成脓肿反复发作。

(一)前庭大腺囊肿的诊断

前庭大腺囊肿多由小逐渐增大,囊肿多为单侧,也可为双侧。若囊肿小且无感染,患者可无自觉症状,往往于妇科检查时才被发现;若囊肿大,患者可感到外阴有坠胀感或有性交不适。检查见囊肿呈椭圆形,大小不等,位于外阴部后下方,可向大阴唇外侧突起。

（二）前庭大腺囊肿的鉴别诊断

1.前庭大腺脓肿　局部有痛感,常伴有发冷、发热,检查前庭大腺肿块,见表面皮肤发红,触痛明显,有波动感,挤压时在前庭大腺开口处可有脓液溢出。

2.大阴唇腹股沟疝　疝在咳嗽时肿块有冲动感,挤压后可能复位,肿块消失,用力屏气时,肿块增大,质地较软,界限不清。无外阴的局部表现,鉴别较容易。

（三）前庭大腺囊肿的治疗

现多行前庭大腺囊肿造口术取代以前的囊肿剥出术,因造口术方法简单,损伤小,术后还能保留腺体功能。近年来,采用激光做囊肿造口术效果良好,术中无出血,无需缝合,术后不用抗生素。

四、滴虫性阴道炎

滴虫性阴道炎是由阴道毛滴虫引起的常见阴道炎症,也是常见的性传播疾病。病原体阴道毛滴虫适宜生长的温度为 25℃～40℃,pH值为 5.2～6.6 的潮湿环境。滴虫的生活史简单,只有滋养体而无包囊期,滋养体生命力较强,能在 30℃～50℃生存 21 日,在 46℃生存 20～60 分钟,在半干燥环境中约生存 10 小时;在普通肥皂水中也能生存45～120 分钟。在 pH 值为 5.0 以下或 7.5 以上的环境中则不生长。滴虫性阴道炎患者的阴道 pH 值一般在 5.0～6.6,多数＞6.0。月经前后阴道 pH 值发生变化,经后接近中性,故隐藏在腺体及阴道皱襞中的滴虫于月经前后常得以繁殖,引起炎症的发作。它能消耗或吞噬阴道上皮细胞内的糖原,阻碍乳酸生成。滴虫不仅寄生于阴道,还常侵入尿道或尿道旁腺,甚至膀胱、肾盂。传染途径主要有:①经性交直接传播。②经公共浴池、浴盆、浴巾、游泳池、坐式便器、衣物等间接传播。③医源性传播,通过污染的器械及敷料传播。

（一）滴虫性阴道炎的诊断

滴虫性阴道炎潜伏期为 4～28 日。主要症状是稀薄的泡沫状白带增多及外阴瘙痒，若有其他细菌混合感染则分泌物呈脓性，可有臭味。瘙痒部位主要为阴道口及外阴，间或有灼热、疼痛、性交痛等。阴道毛滴虫能吞噬精子，并能阻碍乳酸生成，影响精子在阴道内存活，可致不孕。若尿道口有感染，可有尿频、尿痛，有时可见血尿。阴道内有滴虫存在而无炎症反应的患者称为带虫者。检查时见阴道黏膜充血，严重者有散在出血点，形成"草莓样"宫颈，后穹隆有多量白带，呈灰黄色、黄白色稀薄液体或黄绿色脓性分泌物，常呈泡沫状。带虫者阴道黏膜常无异常改变。典型病例容易诊断，若在阴道分泌物中找到滴虫即可确诊。检查滴虫最简便的方法是悬滴法。在有症状的患者中，其阳性率可达 80%～90%。具体方法是：加温生理盐水 1 小滴于玻片上，于阴道后穹隆处取少许分泌物混于生理盐水中，立即在低倍光镜下寻找滴虫。若有滴虫，可见其呈波状运动而移动位置，亦可见到周围白细胞被推移。对可疑患者，若多次悬滴法未能发现滴虫时，可送培养，准确性达98% 左右。取分泌物前 24～48 小时避免性交、阴道灌洗或局部用药，取分泌物前不做双合诊，窥器不涂润滑剂。分泌物取出后应及时送检并注意保暖，否则滴虫活动力减弱，造成辨认困难。

（二）滴虫性阴道炎的治疗

1.全身用药　甲硝唑每次 400 毫克，每日 2 次，7 日为 1 个疗程；对初患者单次口服甲硝唑 2 克或替硝唑 2 克，可收到同样效果。口服吸收好，疗效高，不良反应小，应用方便，治愈率为 90%～95%。性伴侣应同时治疗。服药后偶见胃肠道反应，如食欲减退、恶心、呕吐。此外，偶见头痛、皮疹、白细胞减少等，一旦发现应停药。甲硝唑能通过乳汁排泄，若在哺乳期用药，用药期间及用药后 24 小时之内不哺乳为妥。替硝唑用药期间及停药 72 小时内禁止饮酒，哺乳期用药不宜哺乳。

2.局部用药　可以单独局部给药，也可全身及局部联合用药，以联合用药效果佳。甲硝唑 2 克，每晚塞阴道 1 次，10 次为 1 个疗程。局部用药前,可先用 1％乳酸液或 0.1％～0.5％醋酸液冲洗阴道,改善阴道内环境,以提高疗效。

3.治愈标准　滴虫性阴道炎常于月经后复发,故治疗后检查滴虫阴性时,仍应每次月经后复查白带,若经 3 次检查均阴性,方可称为治愈。

4.随访及治疗失败的处理　由于滴虫性阴道炎患者再感染率很高,可考虑对患有滴虫性阴道炎的性活跃女性在最初感染 3 个月后重新进行筛查。对甲硝唑 2 克单次口服,治疗失败且排除再次感染者,增加甲硝唑疗程及剂量仍有效。若为初次治疗失败,可重复应用甲硝唑每次 400 毫克,每日 2 次,连服 7 日;或替硝唑 2 克,单次口服。若治疗仍失败,可给予甲硝唑 2 克,每日 1 次,连服 5 日,或替硝唑 2 克,每日 1次,连服 5 日。

5.治疗中注意事项　治疗后检查滴虫阴性时,仍应于下次月经后继续治疗 1 个疗程,方法同前,以巩固疗效。此外,为避免重复感染,内裤及洗涤用的毛巾,应煮沸 5～10 分钟以消灭病原体;已婚者还应检查男方是否有生殖器滴虫病,前列腺液有无滴虫,若为阳性,需同时治疗。

6.妊娠并发滴虫性阴道炎的治疗　妊娠期滴虫性阴道炎可导致胎膜早破、早产及低出生体重儿,治疗有症状的妊娠期滴虫性阴道炎可以减轻症状,减少传播,防止新生儿呼吸道和生殖道感染。方案为甲硝唑 2 克顿服,或甲硝唑每次 400 毫克,每日 2 次,连服 7 日。但甲硝唑治疗能否改善滴虫性阴道炎的产科并发症尚无定论,因此应用甲硝唑时,最好取得患者及家属的知情同意。

(三)临床经验及诊治进展

注意治疗过程中应夫妻同治。滴虫性阴道炎易并发其他性传播疾病,注意有无其他性传播疾病。注意个人清洁卫生,如清洗个人内裤要使用单独的盆具;提倡淋浴,少用盆浴。

五、念珠菌性阴道炎

外阴阴道假丝酵母菌病亦称念珠菌阴道炎，是一种常见的阴道炎，它是由假丝酵母菌引起的常见外阴阴道炎症。80%～90%的病原体为白假丝酵母菌，10%～20%为光滑假丝酵母菌、近平滑假丝酵母菌、热带假丝酵母菌等。白念珠菌（假丝酵母菌）是真菌。念珠菌对热的抵抗力不强，加热至60℃1小时即可死亡；但对干燥、日光、紫外线及化学制剂的抵抗力较强。

白念珠菌为条件致病菌，约10%非孕妇女及30%孕妇阴道中有此菌寄生，并不引起症状。有念珠菌感染的阴道pH值在4.0～4.7，通常pH<4.5。当阴道内糖原增加、酸度增高、局部细胞免疫力下降时，很适合念珠菌的繁殖而引起炎症，所以多见于孕妇、糖尿病患者及接受大量雌激素治疗者。此外，长期应用抗生素，改变了阴道内微生物之间的相互制约关系；糖皮质激素或免疫缺陷综合征，可使机体的抵抗力降低；穿紧身化纤内裤、肥胖可使会阴局部的温度及湿度增加，也易使念珠菌得以繁殖而引起感染。

传染方式：念珠菌除寄生阴道外，还可寄生于人的口腔、肠道，这3个部位的念珠菌可互相自身传染，当局部环境条件适合时易发病。此外，少部分患者可通过性交直接传染或与接触感染的衣物间接传染。

（一）念珠菌阴道炎的诊断

念珠菌阴道炎主要表现为外阴瘙痒、灼痛、性交痛及尿痛，部分患者阴道分泌物增多。尿痛特点是排尿时尿液刺激水肿的外阴及前庭导致疼痛。分泌物由脱落上皮细胞和菌丝体、酵母菌和假丝酵母菌组成，其特征为白色稠厚呈凝乳或豆腐渣样。妇科检查可见外阴红斑、水肿，常伴有抓痕，严重者可出现皮肤皲裂、表皮脱落。阴道黏膜红肿、小阴唇内侧及阴道黏膜附有白色块状物，擦除后露出红肿黏膜面，急性期还可能见到糜烂及浅表溃疡。对于有临床症状或体征的孕妇，若在阴道分泌物中找到假丝酵母菌的芽生孢子或假丝菌即可确诊。可用0.9%氯化钠溶液湿片法或10%氢氧化钾溶液湿片法或革兰染色检查分泌物中的芽生孢子和假丝菌。由于10%氢氧化钾溶液可以溶解其他细胞成分,假丝酵母菌检出率高于0.9%氯化钠溶液。若有症状而多次湿片法检查为阴性,或为顽固病例为确诊是否为非白假丝酵母菌感染,可采用培养法;若pH>4.5,可能存在混合感染,尤其是细菌性阴道病的混合感染。

(二)念珠菌阴道炎的鉴别诊断

细菌性阴道病:有腥臭味白色白带,阴道黏膜无充血、无红肿,分泌物检查无滴虫,可见线索细胞,氨试验阳性。

(三)念珠菌阴道炎的治疗

一般消除诱因和根据患者情况选择局部或全身应用抗菌药物。

1.消除诱因　若有糖尿病应给予积极治疗,及时停用广谱抗生素、雌激素及糖皮质激素。勤换内裤,用过的内裤、盆及毛巾均应用开水烫洗。

2.单纯性外阴阴道念珠菌病(VVC)的治疗　可局部用药,也可全身用药,主要以局部短疗程抗菌药物为主。全身用药与局部用药的疗效相似,治愈率为80%～90%;唑类药物的疗效高于制霉菌素。

(1)局部用药:可选用下列药物放于阴道内。咪康唑栓剂,每晚1粒(200毫克),连用7日;或每晚1粒(400毫克),连用3日,或1粒(1200毫克),单次用药。克霉唑栓剂,每晚1粒(150毫克),塞入阴道深部,连用7日,或每日早晚各1粒(150毫克),连用3日,或1粒(500毫克),单次用药。制霉菌素栓剂,每晚1粒(10万单位),连用10～14日。

(2)全身用药:对不能耐受局部用药者、未婚妇女及不愿采用局部用药者,可选用口服药物。常用药物如氟康唑150毫克,顿服。

3.复杂性VVC的治疗

(1)严重VVC的治疗:无论局部用药还是口服药物均应适当延长

治疗时间。症状严重者,局部应用低浓度糖皮质激素软膏或唑类栓剂。

(2)复发性 VVC 的治疗:一年内有症状并经真菌学证实的 VVC 发作 4 次或以上,称为复发性 VVC,发生率为 5%。多数患者复发机制不明。抗真菌治疗分为初始治疗及巩固治疗,根据培养和药敏感实验选择药物。在初始治疗达到真菌学治愈后,给予巩固治疗至半年。初始治疗若为局部治疗,延长治疗时间为 1~2 周;若口服氟康唑 150 毫克,则第四、七日各加服 1 次,巩固治疗方案。目前,国内外尚无成熟方案,可口服氟康唑 150 毫克,每周 1 次,连续 6 个月;也可根据复发规律,在每月复发前给予局部用药巩固治疗。在治疗前应做真菌培养确诊,治疗期间定期复查监测疗效及药物不良反应,一旦发现不良反应,应立即停药。

(3)妊娠并发 VVC 的治疗:局部治疗为主,以 7 日疗法效果为佳,禁用口服唑类药物。

4.性伴侣治疗　无需对性伴侣行常规治疗。

5.随访　若症状持续存在或诊断后 2 个月内复发者,需再次复诊。对复发性外阴阴道念珠菌病(RVVC)在治疗结束后分别于 7~14 日、1 个月、3 个月、6 个月各随访一次,3 个月及 6 个月时建议同时行真菌培养。

(四)临床经验及诊治进展

白假丝酵母菌为条件致病菌,治疗过程中注意合理应用抗生素及激素,必要时停用,并积极治疗糖尿病等原发疾病。对复杂性或复发性假丝酵母菌感染,无论局部用药还是全身用药均应延长时间,且对性伴侣进行相应的治疗。

六、细菌性阴道病

细菌性阴道病曾被命名为嗜血杆菌阴道炎、加德纳尔菌阴道炎、非特异性阴道炎,现称为细菌性阴道病,为阴道内正常菌群失调所致的一种混合感染,但临床及病理特征并无炎症改变。本病实际是正常寄生在阴道内的细菌生态平衡失调。生理情况下,阴道内有各种厌氧菌及需氧菌,其中以产生过氧化氢的乳杆菌占优势。细菌性阴道病时,阴道内乳杆菌减少而其他细菌大量繁殖,主要有加德纳尔菌、动弯杆菌及其他厌氧菌,部分患者合并支原体感染,其中以厌氧菌居多,厌氧菌的浓度可以是正常妇女的 100~1000 倍。厌氧菌繁殖的同时可产生胺类物质,碱化阴道,使阴道分泌物增多并有臭味。

(一)细菌性阴道病的诊断

细菌性阴道病患者有 10%~40% 临床上无症状,有症状者的主要表现为阴道分泌物增多,有恶臭味,可伴有轻度外阴瘙痒或灼热感。分泌物呈灰白色,均匀一致,稀薄,黏膜度很低,容易将分泌物从阴道壁拭去。阴道黏膜无充血的炎症表现。细菌学检查无滴虫、真菌或淋病奈瑟菌。

如在下列 4 项中有 3 项阳性即可临床诊断为细菌性阴道病。①匀质、稀薄的阴道分泌物。②阴道口 pH>4.5(pH 值多为 5.0~5.5)。③氨臭味试验阳性,取阴道分泌物少许放在玻片上,加入 10%氢氧化钾 1~2 滴,产生一种烂鱼肉样腥臭味即为阳性。④取少许分泌物放在玻片上,加 1 滴生理盐水混合,置于高倍光镜下见到>20%的线索细胞。线索细胞即阴道脱落的表层细胞,于细胞边缘贴附大量颗粒状物即加德纳尔菌,细胞边缘不清。取材应注意取自阴道侧壁的分泌物,不应取自宫颈管或后穹隆。此外,可参考革兰染色的诊断标准,其标准为每个高倍光镜下,形态典型的乳杆菌≤5,两种或两种以上其他形态细菌(小的革兰阴性杆菌、弧形杆菌或阳性球菌)≥6。

(二)细菌性阴道病的鉴别诊断

与滴虫性阴道炎相鉴别,临床上同样可见阴道分泌物增多伴有特殊气味。但取分泌物做镜检,白细胞数量较多,而不见线索细胞,找到具有活动性的滴虫即可确诊。

（三）细菌性阴道病的治疗

治疗原则为选用抗菌药物，主要有甲硝唑、替硝唑、克林霉素。甲硝唑抑制厌氧菌生长，不影响乳杆菌生长，是较为理想的治疗药物，但对支原体效果较差。

1.口服药物　首选甲硝唑每次 400 毫克，每日 2 次，口服，共 7 日。替代方案为替硝唑 2 克，口服，每日 1 次，连服 3 日；或替硝唑 1 克，口服，每日 1 次，连服 5 日；或克林霉素每次 300 毫克，每日 2 次，连服 7 日。甲硝唑 2 克，顿服的治疗效果差，不推荐应用。

2.局部药物治疗　含甲硝唑栓剂 200 毫克，每晚 1 次，连用 7 日；或 2％克林霉素软膏阴道涂布，每次 5 克，每晚 1 次，连用 7 日。口服药物与局部用药疗效相似，治愈率 80％左右。

3.性伴侣的治疗　性伴侣不需要常规治疗。

4.妊娠期细菌性阴道病的治疗　与不良妊娠结局（如绒毛膜羊膜炎、胎膜早破、早发宫缩、早产、产后子宫内膜炎等）有关，对妊娠并发细菌性阴道病的治疗益处是减少阴道感染的症状及体征，减少细菌性阴道病相关感染的早产并发症和其他感染。对于高危孕产妇的无症状细菌性阴道病进行筛查及治疗能否改善早产并发症亦尚无定论。任何有症状的细菌性阴道病孕妇均需筛查及治疗。用药方案为甲硝唑每次 400 毫克，每日 2 次，口服，连用 7 日；或克林霉素每次 300 毫克，每日 2 次，口服，连用 7 日。

5.随访　治疗后无症状者不需要随访。对妊娠并发细菌性阴道病需要随访疗效。细菌性阴道病复发较常见，对症状持续或症状重复出现者，应告知患者复诊。可选用与初次治疗不同的抗厌氧菌药物，也可试用阴道乳杆菌制剂。

七、老年性阴道炎

老年性阴道炎又称萎缩性阴道炎，常见于自然绝经或人工绝经后妇女,也可见于产后闭经或药物假绝经治疗的妇女。为雌激素水平降低、局部抵抗力下降引起的以需氧菌感染为主的炎症。临床表现为阴道分泌物增多,外阴瘙痒,常伴有性交痛。

(一)老年性阴道炎的诊断

1.临床表现　　主要症状为阴道分泌物增多及外阴瘙痒、灼热感。阴道分泌物稀薄,呈淡黄色,严重者呈血样脓性白带。检查见阴道呈老年性改变,上皮萎缩,皱襞消失,上皮变平滑、菲薄。阴道黏膜充血,有小出血点,有时见浅表溃疡。若溃疡面可与对侧粘连,阴道检查时粘连可被分开而引起出血,粘连严重时可造成阴道狭窄甚至闭锁,炎症分泌物引流不畅可形成阴道积脓甚或宫腔积脓。

2.根据病史及临床表现　　根据绝经、卵巢手术史、盆腔放射治疗史或者药物性闭经及临床表现,诊断一般不难,但应排除其他疾病才能诊断,应取阴道分泌物检查滴虫及假丝酵母菌。

(二)老年性阴道炎的鉴别诊断

1.与子宫颈恶性肿瘤进行鉴别　　如有血性白带者,应与子宫颈恶性肿瘤鉴别,需常规行宫颈细胞学检查,必要时行分段诊刮。

2.与阴道癌进行鉴别　　如有阴道壁肉芽组织及溃疡者,需与阴道癌相鉴别,局部活组织检查可确诊。

(三)老年性阴道炎的治疗

治疗原则为补充雌激素以增加阴道抵抗力,用抗生素抑制细菌生长。

1.增加阴道酸度　　用1%乳酸液或0.1%～0.5%醋酸液冲洗阴道,增加阴道酸度,抑制细菌生长繁殖,每日1次。

2.局部消炎　　甲硝唑200毫克或氧氟沙星100毫克,置于阴道深部,每日1次,7～10日为1个疗程。

3.增加阴道抵抗力　　炎症较重者,需应用雌激素制剂。雌激素可以局部给药,也可以全身给药。可用雌三醇软膏局部涂抹,每日1～2次,连用14日。为防止阴道炎复发,亦可全身用药,对同时需要性激素替代治疗的患者,可给予替勃龙 2.5 毫克,每日 1 次,也可选用其他雌孕激素制剂连续联合用药。

(四)临床经验及诊治进展

本病的根本治疗就是要增强阴道的抵抗力,合理补充雌激素或雌激素样物质,促进阴道上皮的增生,增厚阴道黏膜,增加分泌物和增强抵抗力。生活中要特别注意自我护理,如每天换洗内裤,避免乱用药物,避免使用刺激性强的清洁用品如用肥皂清洗外阴,以减少阴道感染的机会。

八、婴幼儿阴道炎

婴幼儿阴道炎常见于 5 岁以下幼女,多与外阴炎并存。由于婴幼儿的解剖、生理特点,容易发生炎症。因幼女外阴发育差,缺乏雌激素,阴道上皮菲薄,抵抗力低,易受感染。常见病原体有大肠埃希菌及葡萄球菌、链球菌等。目前,淋病奈瑟菌、滴虫、白色念珠菌也成为常见病原体。病原体的传播常通过患病母亲或保育员的手、衣物、毛巾、浴盆等间接传播。此外,卫生不良、外阴不洁、粪便污染、外阴损伤或因蛲虫引起瘙痒而抓伤、阴道误放异物等,也可造成感染。

(一)婴幼儿阴道炎的诊断

1.主要症状　阴道分泌物增加,呈脓性。由于大量分泌物刺激引起外阴痛痒,患儿哭闹、烦躁不安或用手搔抓外阴,部分患儿排尿时哭闹。检查可见外阴、阴蒂、尿道口、阴道口黏膜充血、水肿,有脓性分泌物自阴道口流出。病变严重者,外阴表面可见溃疡,小阴唇可见粘连,粘连的小阴唇遮盖阴道口及尿道口,只在其上、下方留有一小孔,尿自小孔排出。

2.病史及检查　婴幼儿语言表达能力差,采集病史需详细询问女孩母亲,通常可做出初步诊断,用细棉棒或吸管取阴道分泌物寻找滴虫、白色念珠菌或做涂片染色检查细菌(包括淋球菌)、支原体、衣原体,以明确病原体,必要时可做细菌培养。

(二)婴幼儿阴道炎的鉴别诊断

阴道异物引起的阴道炎,常有疼痛、灼热感和分泌物增多,且常混有血液。可用小指做肛门检查以确定阴道内有无异物。在检查时还应做肛门检查排除阴道异物及肿瘤。对有小阴唇粘连者,应注意与外生殖器畸形鉴别。

(三)婴幼儿阴道炎的治疗

治疗原则:①保持外阴清洁、干燥,减少摩擦。②针对病原体选择相应抗生素治疗,用吸管将抗生素溶液滴入阴道。③对症处理,有蛲虫者,给予抗驱虫药治疗。④小阴唇粘连者外涂雌激素软膏后,多可松解,严重者应分离粘连,并涂以抗生素软膏。⑤若阴道有异物,应及时取出。

(四)临床经验及诊治进展

婴幼儿语言表达能力差,采集病史常需要详细询问女孩母亲,同时询问母亲有无阴道炎病史、有无手足癣病史,以及婴幼儿有无公共场所盆浴史及不良卫生习惯的护理、外阴卫生不洁等情况。必要时可做肛门检查排除阴道异物及肿瘤,或者在麻醉下做阴道检查,排除阴道异物及肿瘤。

第二节　宫颈炎

宫颈炎是育龄妇女的常见病,有急性和慢性宫颈炎两种。急性宫颈炎常与急性子宫内膜炎或急性阴道炎同时存在,但以慢性宫颈炎多见。主要表现为白带增多,呈黏稠的黏液或脓性黏液,有时可伴有血丝或夹有血丝。长期慢性机械性刺激是导致宫颈炎的主要诱因。

一、急性宫颈炎

急性宫颈炎指子宫颈发生急性炎症,包括局部充血、水肿,上皮变性、坏死,黏膜下组织、腺体周围见大量中性粒细胞浸润,腺腔中可有脓性分泌物。急性宫颈炎可由多种病原体引起,也可由物理因素、化学因素刺激或机械性子宫颈损伤、子宫颈异物伴发感染所致。常见的病原体为葡萄球菌、链球菌、肠球菌等。近年来,随着性传播疾病的增加,急性宫颈炎已成为常见疾病。目前,急性宫颈炎最常见病原体为淋病奈瑟菌、沙眼衣原体。淋病奈瑟菌及沙眼衣原体均感染宫颈管柱状上皮,沿黏膜面扩散引起浅层感染,引起黏液脓性宫颈黏膜炎。除宫颈管柱状上皮外,淋病奈瑟菌还常侵袭尿道移行上皮、尿道旁腺及前庭大腺。沙眼衣原体感染只发生在宫颈管柱状上皮,不感染鳞状上皮,故不引起阴道炎,仅形成急性宫颈炎症。

(一)急性宫颈炎的诊断

1.临床表现　主要症状为阴道分泌物增多,呈黏液脓性,阴道分泌物的刺激可引起外阴瘙痒,伴有腰酸及下腹部坠痛。此外,常有下泌尿道症状,如尿急、尿频、尿痛。沙眼衣原体感染还可出现经量增多、经间期出血、性交后出血等症状。妇科检查见宫颈充血、水肿、糜烂,有黏液脓性分泌物从宫颈管流出。衣原体宫颈炎可见宫颈红肿、黏膜外翻、宫颈触痛,且常有接触性出血。淋病奈瑟菌感染还可见到尿道口、阴道口黏膜充血、水肿,以及多量脓性分泌物。

2.主要体征　出现两个特征性体征之一,显微镜检查子宫颈或阴道分泌物白细胞增多,可进行急性宫颈炎的初步判断。宫颈炎诊断后,需进一步做衣原体及淋病奈瑟菌的检测。

(1)两个特征性体征之一、具备一个或两个同时具备。于子宫颈管或子宫颈管棉拭子标本上,肉眼见到脓性或黏液性分泌物;用棉拭子擦拭子宫颈管时,容易诱发子宫颈管出血。

（2）白细胞检测。子宫颈管分泌物或阴道分泌物中白细胞增多,后者需排除引起白细胞增多的阴道炎症。子宫颈管脓性分泌物涂片做革兰染色,中性粒细胞＞30/高倍视野;阴道分泌物湿片检查白细胞＞10/高倍视野。

3.病原体检测　应做衣原体及淋病奈瑟菌的检测,以及有无细菌性阴道炎及滴虫性阴道炎。

（1）检测淋病奈瑟菌常用的方法有以下 3 种:①分泌物涂片革兰染色,查找中性粒细胞内有无革兰阴性双球菌,由于子宫颈分泌物的敏感性、特异性差,不推荐用于女性淋病的诊断方法。②淋病奈瑟菌培养,为培养淋病的金标准方法。③核酸检测,包括核酸杂交及核酸扩增,尤其核酸扩增方法诊断淋病奈瑟菌感染的敏感性及特异性高。

（2）检测沙眼衣原体常用的方法有以下 3 种:①衣原体培养,因其方法复杂,临床少用。②酶联免疫吸附试验检测沙眼衣原体抗原,为临床常用的方法。③核酸检测,包括核酸杂交和核酸扩增,尤以后者为检测衣原体感染敏感、特异的方法。但是,应做好质量控制,避免污染。由于宫颈炎也可以是上生殖道感染的一个征象,因此对宫颈炎患者应注意有无上生殖道感染。

（二）急性宫颈炎的鉴别诊断

1.需要与各种类型的阴道炎进行鉴别　如滴虫、假丝酵母菌或其他细菌感染引起的阴道炎,累及子宫颈;实验室检查可以明确诊断,对症治疗效果极好。

2.需要与泌尿系统感染相鉴别　中段尿培养进行菌群鉴别即可明确诊断。

（三）急性宫颈炎的治疗

主要为抗生素药物治疗。可根据不同情况采用经验性抗生素治疗及针对病原体的抗生素治疗。

1.经验性抗生素治疗　对有性传播疾病高危因素(如年龄小于 25 岁,多性伴侣或新性伴侣,并且为无保护性交)的患者,在未获得病原体检测结果前,采用针对衣原体的经验性抗生素治疗,方案为阿奇霉素 1 克单次顿服;或多西环素每次 100 毫克,每日 2 次,连服 7 日。

　　2.针对病原体的抗生素治疗

　　(1)若为单纯急性淋病奈瑟菌性宫颈炎:选用治疗淋病的药物,治疗原则是及时、足量、规范、彻底,同时治疗性伴侣。目前,对于无并发症的急性淋病奈瑟菌性宫颈炎主张大剂量、单次给药,常用的药物有头孢曲松钠 250 毫克,单次肌内注射;头孢克肟 400 毫克,单次口服;也可选用头孢唑肟 500 毫克,肌内注射;头孢西丁 2 克,肌内注射,加用丙磺舒 1 克口服;头孢噻肟钠 500 毫克,肌内注射;另可选择氨基糖苷类抗生素中的大观霉素 4 克,单次肌内注射。

　　(2)治疗衣原体的药物:四环素类、红霉素类及喹诺酮类,常用药物为多西环素每次 100 毫克,每日 2 次,口服,连用 7 日;或阿奇霉素 1 克,单次口服;或环丙沙星每次 250 毫克,每日 2 次,口服,连用 7 日;或红霉素每次 500 毫克,每日 4 次,口服,连用 7 日。

　　由于淋病奈瑟菌感染常伴有沙眼衣原体感染,而沙眼衣原体感染不一定有淋病奈瑟菌的感染,因此一般治疗原则是,如为淋病奈瑟菌性宫颈炎,治疗时除选用抗淋病奈瑟菌的药物外,同时应用抗沙眼衣原体感染的药物;若为沙眼衣原体性宫颈炎,可仅选用治疗沙眼衣原体的药物。

(四)临床经验及诊治进展

　　急性淋病奈瑟菌性宫颈炎,药物治疗需及时、足量、规范、彻底,同时治疗性伴侣。淋病奈瑟菌常伴有沙眼衣原体感染,占 40%~60%,需要同时治疗。沙眼衣原体感染只发生在子宫颈管柱状上皮,不感染鳞状上皮,故不引起阴道炎,仅形成急性宫颈炎症状,淋病奈瑟菌还常侵袭尿道移行上皮、尿道旁腺及前庭大腺。

二、慢性宫颈炎

慢性宫颈炎指子宫颈间质内有大量淋巴细胞、浆细胞等慢性炎细胞浸润,可伴有子宫颈腺上皮及间质的增生和鳞状上皮化生。慢性宫颈炎可由急性宫颈炎转变而来,常因急性宫颈炎治疗不彻底,病原体隐藏子宫颈黏膜内形成慢性炎症,多见于分娩、流产或手术损伤宫颈后,病原体侵入而引起感染。也有的患者无急性宫颈炎症状,直接发生慢性宫颈炎。病原体与急性宫颈炎相似。

(一)慢性宫颈炎的诊断

1.阴道分泌物异常　持续的分泌物过多,可呈淡黄色脓性、乳白色黏液状,可有血性白带,或性交后出血。

2.外阴痒　长期炎症刺激。

3.腰骶部疼痛　炎症蔓延至宫旁至盆腔。

4.子宫颈异常　炎症性糜烂、充血、肥大、肿胀、腺体囊肿及息肉。

5.妇科检查　直观可见子宫颈内口黏膜红肿,有颗粒状、结节样或乳头样增生,表面质硬、触血;可见鳞状上皮化生堵塞腺口所形成的子宫颈腺体囊肿,以及长期的慢性炎症刺激,形成深入基质的多个腺体囊肿及增生导致的子宫颈肥大;部分因炎症致局部黏膜增生过长,形成肉芽肿组织,表面出现溃疡。

6.子宫颈涂片检查　可见细胞炎症改变。

7.阴道镜下活检　可见子宫颈上皮下炎症细胞浸润,并有淋巴细胞形成。

(二)慢性宫颈炎的鉴别诊断

1.子宫颈柱状上皮外移　年轻女性受生育期雌激素影响,子宫颈管柱状上皮外移至宫颈阴道部,外观呈草莓色均匀颗粒状,分泌物增多,性状正常,无色,无味,无临床症状。

2.子宫颈上皮内瘤变　子宫颈鳞状上皮不典型增生常在醋酸实验

中呈现醋白上皮变化,细胞学检查及人乳头状瘤病毒(HPV)检测的宫颈癌筛查异常。

3.早期宫颈癌　指Ⅰa期子宫颈浸润癌,具有较为典型的子宫颈高度病变的征象,各种筛查方法都可能异常。

(三)慢性宫颈炎的治疗

慢性宫颈炎有不同的治疗方式,治疗原则为去除病因、改善症状、排除子宫颈上皮内瘤变和宫颈癌,采用局部治疗、预防病情发展。

1.药物治疗　特异性感染宫颈炎可用有效的药物,全身治疗或局部用药;特殊部位的炎症如子宫颈管黏膜炎,用药治疗需要医护人员操作;对可能为慢性炎症遗留下来的子宫颈腺体囊肿、子宫颈肥大等无需用药。

2.手术治疗　包括破坏性治疗和切除性治疗,不能保留组织标本的手术,如激光治疗、冷冻治疗、红外线凝结疗法及微波疗法等为破坏性治疗。物理治疗原理是以各种物理方法将宫颈糜烂面单层柱状上皮破坏,使其坏死脱落后,为新生的复层鳞状上皮覆盖,为期3~4周,病变较深者需6~8周,宫颈转为光滑。各种治疗方法大同小异。在治疗之前,应常规做宫颈刮片行细胞学检查。治疗时间应选在月经干净后3~7日内进行,有急性生殖器炎症者列为禁忌。各种物理疗法术后均有阴道分泌物增多,甚至有大量水样排液,在术后1~2周脱痂时可有少许出血。在创面尚未完全愈合期间(4~8周)禁盆浴、性交和阴道冲洗。治疗后须定期复查,观察创面愈合情况直到痊愈。复查时应注意有无颈管狭窄。但是,需注意术前必须排除子宫颈上皮内瘤变和宫颈癌。可以保留组织标本的手术,如子宫颈激光锥切术和子宫颈冷刀锥切术等。在手术的同时既是治疗又是诊断,为近年来被临床医师广泛接受的治疗方案。

3.其他治疗　子宫颈息肉摘除、子宫颈腺体巨大囊肿治疗、腐蚀性药物去除赘生物等。

（四）临床经验及诊治进展

1.慢性宫颈炎概念被质疑　　组织病理学在发现子宫颈中有大量的炎症细胞浸润即可诊断慢性宫颈炎,实际上95％以上的正常子宫颈都有此种表现。组织病理诊断中描述:出现中量以上的炎症细胞密集浸润,并伴有淋巴滤泡形成,同时可见多形核白细胞,方与临床诊断的慢性宫颈炎相符。因此,应该从宫颈炎的角度,全面与全程、临床与病理、病理与生理等各个方面进行思考、判断和治疗。

2.子宫颈糜烂的真正定义　　是指子宫颈真性糜烂,意为在子宫颈的某些部位没有上皮,基质裸露,甚至出现溃疡、感染。普通意义上的糜烂,是指子宫颈柱状上皮外移,造成子宫颈外观颗粒状、草莓红的糜烂假象。

3.对待子宫颈的手术治疗需要谨慎　　有医疗条件的需要充分评估,与患者进行有效沟通,特别是对未生育过的年轻女性,要充分告知手术的意义和不进行手术的可能,并尊重患者的意见。

第三节　盆腔炎

女性内生殖器及其周围结缔组织、盆腔腹膜发生炎症时,称为盆腔炎。主要的病原体为葡萄球菌、链球菌、大肠埃希菌、厌氧菌、结核杆菌以及性传播疾病的病原体。按其发病过程可分为急性与慢性两种。其感染途径可分为上行性蔓延、血行传播、淋巴系统蔓延和直接蔓延四种方式。炎症可局限于一个部位,也可同时累及几个部位,最常见的是输卵管炎及输卵管卵巢炎。单纯的子宫内膜炎或卵巢炎较少见。

一、急性盆腔炎

【病因】

急性盆腔炎常发生于月经期、产后、流产及各种宫腔手术操作后,也可为慢性盆腔炎急性或亚急性发作,或者邻近器官炎症的直接蔓延。

引起盆腔炎的病原体有两个来源,来自原寄居于阴道内的菌群包括需氧菌、厌氧菌和来自外界的病原体如淋病奈瑟菌、沙眼衣原体、结核杆菌、铜绿假单胞菌(绿脓杆菌)等。

【病理】

1.急性子宫内膜炎及急性子宫肌炎。

2.急性输卵管炎、输卵管积脓及输卵管卵巢脓肿。

3.急性盆腔结缔组织炎。

4.急性腹膜炎及弥漫性腹膜炎。

5.严重感染可导致败血症及脓毒血症。

【诊断】

(一)临床表现

1.症状　症状的轻重可因炎症累及的部位不同而有差异。例如,急性子宫内膜炎可仅有低热、下腹痛及阴道排液增多。急性输卵管炎、卵巢炎时下腹痛、发热较重,形成脓肿时有寒战、高热,有时伴恶心、呕吐、腹胀、腹泻、排便困难,亦可伴尿频、尿痛及排尿困难。严重者可有败血症及感染性休克表现。

2.体征　①急性面容,体温可高达39℃以上,脉率快。②下腹部压痛、反跳痛及肌紧张,肠鸣音减弱或消失。③阴道充血,有大量脓性分泌物,子宫颈充血、举痛,子宫略大、压痛,附件触痛明显,可触及增粗的输卵管以及形成脓肿后的固定肿块。盆腔结缔组织炎时子宫两侧有明显压痛及片状增厚,严重时可呈冰冻样骨盆。形成盆腔脓肿时可触及张力较高的固定性囊肿,多位于直肠子宫陷凹,常引起直肠、膀胱刺激症状。

(二)实验室检查

1.查血常规白细胞明显升高,中性粒细胞增高、核左移并有中毒颗粒。

2.必要时做血培养或阴道后穹隆穿刺涂片、细菌培养及药物敏感试验。

（三）特殊检查

B超或腹腔镜检查有助于诊断。腹腔镜的肉眼诊断标准有：①输卵管表面明显充血；②输卵管壁水肿；③输卵管伞端或浆膜面有脓性渗出物。在作出急性盆腔炎的诊断后，要明确感染的病原体，通过剖腹探查或腹腔镜直接采取感染部位的分泌物做细菌培养及药物敏感试验结果最准确，但临床应用有一定的局限性。宫颈管分泌物及后穹隆穿刺液的涂片、培养及免疫荧光检测对明确病原体有帮助。

（四）鉴别诊断

本病需与急性阑尾炎、异位妊娠、卵巢囊肿蒂扭转或黄体破裂相鉴别。

【治疗】

（一）支持疗法及对症处理

1.半卧位卧床休息，以利于脓液聚积而使炎症局限。

2.给予高能量易消化的饮食及液体摄入。

3.纠正电解质紊乱及酸碱平衡失调，必要时可少量输血。

4.高热时物理降温。尽量避免不必要的妇科检查以免炎症扩散。

（二）抗生素治疗

应根据细菌培养及药敏试验选择抗生素。给药途径以静脉滴注收效快。

急性盆腔炎常用的抗生素配伍方案如下：

1.第二代头孢菌素或相当于第二代头孢菌素的药物及第三代头孢菌素或相当于第三代头孢菌素的药物　如头孢西丁钠 2g，静脉滴注，每 6 小时 1 次；或头孢替安 2g，静脉滴注，每 12 小时 1 次；加多西环素 100mg，每 12 小时 1 次，静脉或口服。其他可选用头孢呋辛钠、头孢唑肟钠、头孢曲松钠、头孢噻肟钠。临床症状改善至少 24 小时后转为口服药物治疗，多西环素 100mg，每 12 小时 1 次，连用 14 日。对不能耐受多西环素者，可用阿奇霉素替代，每次 500mg，每日 1 次，连用 3 日。

对输卵管卵巢脓肿的患者,可加用克林霉素或甲硝唑,从而更有效的对抗厌氧菌。

2.克林霉素与氨基苷类药物联合方案　克林霉素 900mg,每 8 小时 1 次,静脉滴注;庆大霉素先给予负荷量(2mg/kg),然后给予维持量(1.5mg/kg),每 8 小时 1 次,静脉滴注。临床症状、体征改善后继续静脉应用 24～48 小时,克林霉素改为口服,每次 450mg,1 日 4 次,连用14 日。

3.喹诺酮类药物与甲硝唑联合方案　第三代喹诺酮类药物对革兰阴性菌及革兰阳性菌均有抗菌作用。常用的有环丙沙星每次 100～200mg,每日 2 次,静脉滴注;氧氟沙星 400mg 静脉滴注,每 12 小时 1次;或左氧氟沙星 500mg 静脉滴注,每日 1 次。甲硝唑 500mg 静脉滴注,每 8 小时 1 次。

4.青霉素类与四环素类药物联合方案　氨苄西林/舒巴坦 3g,静脉滴注,每 6 小时 1 次,哌拉西林钠是一种新的半合成的青霉素,对多数需氧菌及厌氧菌均有效。每日 4～12g,分 3～4 次静脉注射或静脉滴注。加多西环素 100mg,每日 2 次,连服 14 日。

（三）中药治疗

为清热解毒、活血化瘀。方药用银翘解毒汤加减,高热不退可服安宫牛黄丸或紫雪丹。

（四）手术治疗

1.药物治疗无效:盆腔脓肿经药粝治疗 48～72 小时,体温持续不降,患者中毒症状加重或包块增大者,应及时手术,以免发生脓肿破裂。

2.宫腔积脓,可行宫颈扩张术。

3.盆腔脓肿形成者可行阴道后穹隆切开术并置引流管。

4.疑有脓肿破裂导致病情加剧者,需立即在抗生素治疗的同时行剖腹探查。根据患者的年龄、一般情况及对生育的要求等,可行脓肿切除,并放置引流或全子宫及双侧附件切除术。

5.输卵管积脓或输卵管卵巢脓肿经药物治疗后不消退或反而增

大,应手术切除,以免日后再次复发。

二、盆腔炎性疾病后遗症

【病因】

若盆腔炎性疾病未得到及时正确的治疗,可能会发生一系列后遗症,即盆腔炎性疾病后遗症。

【病理】

1.慢性输卵管炎及输卵管积水:慢性输卵管炎多为双侧性,炎性细胞浸润可使伞端部分完全闭锁并与周围组织粘连。如伞端及峡部粘连闭锁,浆液性渗出物积聚而形成输卵管积水;有时输卵管积脓变为慢性,脓液吸收后形成输卵管积水。

2.输卵管卵巢炎及输卵管卵巢囊肿输卵管炎波及卵巢相互粘连形成炎性肿块。输卵管伞端与卵巢相连、贯通、液体渗出,形成输卵管卵巢囊肿;或输卵管卵巢脓肿,脓液吸收后形成输卵管卵巢囊肿。

3.慢性盆腔结缔组织炎炎症蔓延至子宫骶骨韧带处,纤维组织增生、变硬;宫颈旁组织也增厚变硬,向外呈扇形扩散,可直达盆壁。

【诊断】

(一)临床表现

1.全身炎症　症状多不明显,有时出现低热、疲乏、周身不适或失眠等。由于病程时间较长,部分患者可出现神经衰弱症状,如精神不振、周身不适、失眠等。当患者抵抗力差时,易有急性或亚急性发作。

2.不孕　输卵管粘连阻塞可致不孕症。急性盆腔炎性疾病后不孕症发生率为20%～30%。

3.异位妊娠　盆腔炎性疾病后异位妊娠发生率是正常妇女的8～10倍。

4.慢性盆腔痛　炎症形成的粘连、瘢痕以及盆腔充血,常引起下腹部坠胀、疼痛及腰骶部酸痛,常在劳累、性交后及月经前后加剧。

5.体征　子宫呈后位,固定不活动。如为输卵管炎,可触及一侧或双侧增粗的输卵管,呈条索状,伴轻压痛,如为输卵管积水或输卵管卵巢囊肿,可在盆腔一侧或双侧触及囊性肿物,活动受限。盆腔结缔组织炎,可在子宫一侧或双侧有片状增厚、压痛,骶骨韧带增粗变硬,有压痛。

(二)特殊检查

B超检查可协助诊断,并可了解盆腔包块的性质。

(三)鉴别诊断

应与盆腔淤血症、子宫内膜异位症、卵巢肿瘤及陈旧性宫外孕等相鉴别。

【治疗】

治疗盆腔炎性疾病后遗症需根据不同情况选择治疗方案。不孕患者多需要辅助生育技术协助受孕。

(一)一般治疗

解除思想顾虑,增加营养,加强锻炼,劳逸结合,提高机体抵抗力。

(二)药物治疗

1.抗生素加皮质激素　同时应用地塞米松 0.75mg,每天 3 次,停药时应注意逐渐减量。

2.其他药物治疗　应用抗感染药物的同时,玻璃酸酶 1500U 或糜蛋白酶 50mg,肌内注射,隔天 1 次,10 次为一疗程,有利于炎症吸收。

3.中药治疗　以清热利湿、活血化瘀为主。可用少腹逐瘀片或妇炎康片剂口服,也可中药灌肠等。

(三)物理疗法

如短波、超短波、微波、激光、离子透入(可加入各种药物如青霉素、链霉素等)等,也可下腹热敷。

（四）手术治疗

对输卵管积水或输卵管卵巢囊肿应行手术治疗，如小的感染病灶反复发作引起炎症，也宜手术治疗。手术以彻底治疗为原则，酌情行单侧附件切除或子宫全切术加双侧附件切除术。对年轻妇女应尽量保留卵巢功能。

第十章　生殖内分泌疾病

第一节　功能失调性子宫出血

功能失调性子宫出血(简称功血)是调节生殖的神经内分泌机制失调所引起的子宫异常出血。临床表现为周期不规则、经量过多、经期过长,其生殖器官无明显器质性病变。功血可发生于月经初潮至绝经前的任何年龄,50%发生于绝经前期,育龄期占30%,青春期占20%。功血分为排卵型及无排卵型两类,约85%的病例属于无排卵型,此型多见于青春期、绝经期患者。

功血为妇科的常见病、多发病,在祖国医学中分见于崩漏、月经先期、月经过多、经期延长等范畴。其产生的原因有先天禀赋不足,忧思过度,饮食劳倦,感受湿热寒邪;或经期、产后余血未净,又感受外邪;或手术创伤,又受寒、湿、热邪郁遏致瘀,瘀阻冲任,血不归经而妄行。其病证有虚实之分。虚者多为肝、脾、肾三脏气血阴阳虚弱,以致冲任不固,不能制约经血。实证多为血热或血瘀阻滞胞络,使经血不循常道而妄行。本病预后较好,但有10%～15%的子宫内膜不典型增生过长者,可转化为子宫内膜癌。

【诊断】

1.临床表现　无排卵型功血者,子宫不规则出血,特点是月经周期紊乱,经期长短不一,出血量时多时少,甚至大量出血,有时先有数周或数月停经,然后发生阴道不规则流血,血量往往较多,持续2～3周或更长时间,不易自止,有时一开始即为阴道不规则流血,有时为月经频发;有排卵型功血者,常表现为类似正常月经的周期性出血,但短于21天,可有不孕或早期流产史,出血期无下腹疼痛或其他不适。如出血多或时间长者,常伴有失血性贫血症状。

2.妇科检查　子宫及附件无阳性体征发现,出血时子宫较软,青春期功血可有单侧或双侧卵巢囊性增大。

3.诊断性刮宫　子宫内膜病理检查,无排卵型功血者,无分泌期出现,可见增生期变化或增生过长,如单纯增生过长、腺囊型增生过长　腺瘤型增生过长和不典型增生过长;有排卵型功血者,可见"混合型子宫内膜"或"分泌期子宫内膜,分泌功能欠佳"。

4.基础体温(BBT)　测定无排卵型功血者大多数呈单相型;有排卵型功血者BBT呈双相型,但上升缓慢,上升幅值$<0.3℃$,黄体期上下波动较大,或下降较早,高温相缩短,不到12天。

5.宫颈黏液结晶检查　无排卵型功血者,经前仍出现羊齿状结晶。

6.阴道脱落细胞涂片检查　无排卵型功血者,涂片中角化细胞占$40\%\sim60\%$,一般表现为中高度雌激素影响;有排卵而黄体不健者涂片中脱落细胞堆积,皱褶不佳。

7.激素测定　雌、孕激素测定,可确定有无排卵及黄体功能状况。无排卵型功能失调性子宫出血,雌、孕激素无周期性波动,孕激素始终停留在增殖期水平;黄体功能不全者,血中孕激素分泌量不足;黄体萎缩不全者,月经期血中孕酮分泌量仍高。

8.B超检查　观察卵泡的发育、有无排卵等情况。

【鉴别诊断】

1.与妊娠有关的各种子宫出血　如流产、异位妊娠、葡萄胎等,除有停经史外,尚有妊娠反应,且妊娠试验阳性,妇科检查、超声波检查及诊刮病理检查有助于鉴别。

2.损伤性出血　有损伤病史,伴外阴局部疼痛,妇科检查时可见外阴血肿,外阴皮肤或阴道口黏膜裂伤。

3.肿瘤　卵巢性腺间质肿瘤(如颗粒细胞瘤和卵泡膜细胞瘤)、阴道或宫颈部恶性肿瘤、黏膜下肌瘤和滋养叶细胞肿瘤,以及子宫内膜癌等均可引起不正常的阴道出血,可通过妇科检查、超声波检查、实验室检查、诊断性刮宫病理检查等加以鉴别。

4.生殖器炎症　如子宫内膜炎、子宫肌炎、慢性盆腔结缔组织炎等常伴有阴道非正常出血及白带增多,盆腔区隐痛,多有流产或宫腔手术史,妇科检查有炎性体征;子宫内膜结核常有结核病史及低热、盗汗、乏力、消瘦等症状。诊断性刮宫、B超、盆腔平片、子宫造影等可协助诊断。

5.子宫内膜异位症及子宫腺肌病　虽亦有经量增多,经期延长及月经不规则史,但主要特征为逐渐加重的继发性痛经,于经前开始,经期剧烈,并持续至经后数天。妇科检查时子宫增大,或有痛性结节。

6.子宫内膜息肉或子宫黏膜下肌瘤　常有阴道不规则出血,或出血量多,妇科检查无阳性体征时应做诊断性刮宫、宫腔镜或子宫碘油造影以助诊断。

7.产后出血疾病　产后有较长时间出血,妇科检查可见子宫复旧不全,通过B超、诊刮了解有无胎盘残留、息肉等情况,以助诊断。

8.全身性疾病　如血液病、营养不良、肝损害、甲状腺功能亢进或低下、肾上腺皮质功能失调等。通过询问病史、体格检查、超声波检查、实验室检查等可明确诊断。

9.其他　性激素类药物使用不当所致子宫出血者,可通过询问病史明确诊断。

【辨证要点】

1.辨出血的期、量、色、质　阴道流血不规则,量多势急,继而淋沥不止,色淡质清,多属虚证;经血非时暴下,血色鲜红或紫红,血质稠黏,多为血热;经血淋沥不止,量或多或少,色紫黑有块,或有腥臭,多属湿热;经来无期,断断续续,或久漏不止,色紫黯有块,多属血瘀阻滞。

2.辨症状　头晕耳鸣,面色萎黄,神疲乏力,手足心热,舌红,苔少,脉细数,或腰酸肢冷,便溏溲清,舌淡胖,脉沉弱者,多属虚证;口渴喜饮,头晕面赤,心烦少寐,少腹刺痛拒按,苔黄、舌红或紫黯有瘀点,脉弦滑或涩而有力者,多属实证。

3.详审病史　青春期或围绝经期妇女多属无排卵型功血,以虚证居多;育龄期妇女多属有排卵型功血,以实证居多;有精神紧张、情绪刺激史,或用激素药不当者,实证居多;有慢性病者,虚证居多。

4.妇科检查　内、外生殖器均属正常范围,亦可见宫颈口松,子宫稍入、柔软,青春期功血可有单侧或双侧卵巢囊性增大。

【治疗】

(一)现代治疗

1.药物治疗

(1)止血:一般情况下对于大量出血者,如果性激素剂量应用恰当,6 小时内即明显见效,24～48 小时内出血停止,若 96 小时以上不能止血,应考虑有无器质性病变。

1)雌激素:己烯雌酚 1～2mg,每 6～8 小时口服 1 次,或苯甲酸雌二醇 2mg 肌肉注射,每 6～8 小时 1 次,血止后逐渐减量,每 3 日减量 1次,每次减药量不超过原用量 1/3,直至维持量,己烯雌酚的维持量为每天 0.5～1mg。2 周后开始加用孕激素,用黄体酮 10mg 肌肉注射,每日1 次,或甲羟孕酮 6～10mg 口服,每日 1 次,共 7～10 日停药。雌、孕激素同时停药,停药后 3～5 天会发生撤退性出血。目前临床也常用倍美力,每片 0.625mg,每次服 2.5mg,用法同上,维持量每天为 1.25mg;亦可服用戊酸雌二醇,每片 1mg,每次 2～4mg,用法同上,维持量每天 1mg。

2)孕激素:炔诺酮 5～7.5mg,或甲地孕酮 8mg,或甲羟孕酮 8～10mg,每 6 小时口服 1 次。出血停止或明显减少后改为 8 小时 1 次,以后每 3 日递减 1/3 直至维持量,持续用到血止后 20 日左右。用药期间若有突破性出血,可配伍应用己烯雌酚 0.1mg 或炔雌醇 0.005mg,每日1 次。短效避孕药,每次 1 丸,每日 4 次,血止后递减至维持量,每日 1

丸,共 20 日停药。若是少量不断出血,可用黄体酮 20mg 肌肉注射,每日 1 次,共 3～5 日。亦可选用妈富隆或敏定偶。

3)雄激素:围绝经期患者可加用丙酸睾酮 25～50mg,每日肌肉注射 1 次,共 5 天。或甲睾酮 5mg,每日 1～2 次,于月经周期第 10～20 天舌下含化,共 10 天。亦可选用三合激素每次 2ml 肌肉注射,每 8～12 小时 1 次,血止后递减至维持量,每 3 天肌肉注射 1 次,共用 20 天停药。

4)抗前列腺素药物:出血期间服用氟芬那酸 200mg,每日 3 次。

5)其他止血药:氨甲苯酸(PAMBA),每支 0.1g(10ml),每次 0.2～0.4g 加入 10％葡萄糖注射液或生理盐水 100ml 中,缓慢静脉注射或静脉滴注。6-氨基己酸(EACA),初用量 4～6g,加入 5％～10％葡萄糖注射液或生理盐水 100ml 中稀释静滴,15～30 分钟滴完。氨甲环酸 0.25～0.5g 溶于 25％葡萄糖注射液 20ml 中,静脉注射;口服 0.25g,每日 3 次。酚磺乙胺 0.25～0.75g 静脉注射或肌肉注射(注意不可与氨基己酸混合注射,以免引起中毒);口服每次 0.25g,每日 3 次。卡巴克洛,肌肉注射每次 5～10mg;口服每次 2.5～5mg,每日 3 次。催产素 10U,肌肉注射或加入 5％葡萄糖注射液 100ml 内静脉滴注。

(2)调整月经周期:其目的一方面是使子宫内膜发生周期性变化以减少出血,另一方面暂时抑制下丘脑-垂体-卵巢轴,使之能恢复正常月经和内分泌调节。

1)雌、孕激素序贯法:己烯雌酚 1mg 或炔雌醇 0.05mg,于出血第 5 日起,每晚 1 次,连服 22 日,至服药第 18 日,每日加用黄体酮 10mg 肌肉注射或甲羟孕酮 6～10mg 口服,共 5 天。连续使用 3 个周期。

2)雌、孕激素合并应用:己烯雌酚 0.5mg 及甲羟孕酮 4mg,于出血第 5 起同时服用,每晚 1 次,连服 22 日。

3)口服避孕药:复方炔诺酮片(避孕药 1 号)、复方甲地孕酮片(避孕药Ⅱ号)、复方三相口服避孕药(三相片),任选一种,于出血第 5 日开始,每晚 1 丸,共 22 日,连用 3 个周期。亦可服倍美盈,月经周期的第 1～14 天每日口服 1 片栗色片,周期的第 15～28 天每日口服 1 片淡蓝色片。或服克龄蒙。

（3）促排卵：适用于青春期和育龄期功血患者。

1）氯米芬：于出血第 5 日起，每晚服 50mg，连续 5 日。若排卵失败，下个周期可重复用药，剂量逐步增至每日 100～150mg，但不宜长期使用。

2）人绒毛膜促性腺激素（HCG）：监测卵泡发育接近成熟时，连续 3 日肌肉注射 HCG，剂量依次为 1000U、2000U 及 5000U。

3）人绝经期促性腺激素（HMG）：出血干净后每日肌肉注射 HMC 1～2 支，至卵泡发育成熟停用，换用 HCG 5000～10000U，每日肌肉注射 1 次，共 2～3 日。必须注意监测有无卵巢过度刺激综合征的发生。

4）促性腺激素释放激素（GnRH）：先进行预治疗约 8 周时间，达到垂体去敏感状态，导致促性腺激素呈现低水平，继而性腺功能低下时，再给予 GnRH 脉冲治疗或应用 HMG 及 HCG，可达 90% 的排卵率。

2.手术治疗　年龄超过 40 岁，诊断性刮宫病理报告为子宫内膜腺瘤型增生过长或子宫内膜不典型增生过长时，应予子宫切除术。对顽固性功血及子宫切除术有禁忌证者，可予电凝或激光等行子宫内膜去除术。

（二）辨证治疗

1.肝肾阴虚证

证候：经血非时而下，出血量少或多，淋沥不断，血色鲜红，质稠，头晕耳鸣，腰膝酸软，手足心热，颧赤唇红，舌红苔少，脉细数。

治法：滋阴益肝肾，固冲止血。

方药举例：育阴汤加减。熟地黄、山药、续断、桑寄生、海螵蛸、龟板、白芍各 12g，阿胶、山茱萸各 10g，牡蛎（先煎）30g。

加减：若阴虚有热者酌加生地黄 15g，麦冬、地骨皮各 10g；若血多或出血日久可加白茅根 30g，旱莲草 12g，花蕊石 30g，蒲黄、藕节炭、棕榈炭各 12g。

2.脾肾阳虚证

证候:经血非时而下,量多如崩或淋沥不尽,色淡质稀,神疲气短,腰酸乏力,畏寒肢冷,小便清长,大便溏薄,面色萎黄,舌淡胖,苔薄白,脉沉弱。

治法:温肾健脾,固冲止血。

方药举例:右归丸加减。熟地黄、淮山药、当归、杜仲炭、枸杞子各12g,山茱萸、附子、鹿角胶各10g,肉桂6g,菟丝子15g。

加减:若出血量多可加龙骨(先煎)15g,牡蛎(先煎)30g,海螵蛸12g,棕榈炭12g,五倍子4.5g以止血;气虚可加黄芪15g,白术12g益气止血;若阴道大量出血,肢冷汗出,昏厥不知人,脉微细欲绝者,急宜参附汤,回阳固脱。

3.血热妄行证

证候:经血非时而下,量多如崩或淋沥不断,血色深红,质稠,心烦少寐,渴喜冷饮,头晕面赤,舌红苔黄,脉滑数。

治法:清热凉血,固冲止血。

方药举例:清热固经汤加减。地骨皮、阿胶、黄芩、栀子各10g,炙龟板、藕节炭、棕榈炭、地榆各12g,牡蛎、生地黄各30g,甘草6g。

加减:若肝郁化火可加龙胆草10g,牡丹皮、醋炒香附、蒲黄各12g;若感受湿热之邪可酌加蒲公英30g,黄柏12g,七叶一枝花30g。

4.血瘀阻滞证

证候:经血非时而下,量或多或少,淋沥不净,血色紫黯有块,小腹隐痛拒按,舌紫黯或有瘀点,脉涩有力。

治法:活血祛瘀,固冲止血。

方药举例:祛瘀止崩方加减。川芎、五灵脂、炮姜各10g,当归、桃仁各12g,生蒲黄15g,花蕊石30g,三七末3g。

加减:寒凝血瘀加淡附片、桂枝、艾叶各10g;火热瘀结加生栀子10g,蒲公英30g,黄芩、制大黄各10g;瘀重加丹参、茺蔚子、泽兰各12g,血竭3g。

（三）其他疗法

1.中成药

（1）宫泰冲剂：每包 12g，每次 1～2 包，每日 2～3 次。治气滞血瘀型功血。

（2）桂枝茯苓胶囊：每次 3～4 粒，每日 3 次。治阳虚血瘀型功血。

（3）三七总甙片：每片 25mg，每次 2～4 片，每日 3 次。治血瘀阻滞型功血。

（4）宫血宁胶囊：每次 1～2 粒，每日 3 次。治各型功血。

（5）右归丸：每次 6～9g，每日 2～3 次。治脾肾阳虚型功血。

（6）河车大造丸：每次 10g，每日 3 次。治肝肾阴虚型功血。

（7）人参归脾丸：每次 9g，每日 3 次。治心脾两虚型功血。

2.单方验方

（1）青功汤：生地黄、地骨皮、旱莲草、白芍、玄参、淮山药、党参、当归各 12g，茜草、红花各 6g，每日 1 剂。治疗阴虚内热型功血。

（2）复方五炭汤：棕榈炭、贯众炭、生地炭各 25g，艾叶炭、蒲黄炭、当归、白芍、阿胶（烊化）各 15g。适用于各型功血。

（3）加味生化汤：花蕊石 30g，生蒲黄 15g，当归、桃仁、五灵脂各 12g，川芎、炮姜各 10g，炙甘草 6g，三七末 3g。适用于血瘀阻滞型功血。

（4）温肾助阳止血方：当归炭、白芍、熟附片、鹿角胶、牛角腮、杜仲各 10g，熟地炭、党参、续断各 12g，炮姜 3g。适用于脾肾阳虚型功血。

（5）止崩汤：黄芪 60g，牡丹皮 10g，生地黄、白芍各 12g，三七 10g，生蒲黄、益母草、茜草、侧柏叶、海螵蛸、仙鹤草各 12g，牡蛎、花蕊石各 30g。适用于气虚血瘀型功血。

3.针灸疗法

（1）体针

1）实热证：取中极、血海、隐白、曲泉、大敦穴。感受热邪加曲池，心火盛加少府，肝火内炽加太冲。均用泻法。留针 20 分钟，6 次为 1 疗程。

2)虚证:取百会、关元、足三里、三阴交、隐白、阳池穴。脾虚纳少便溏加脾俞、胃俞;血虚加肝俞;肾虚加肾俞、命门。均用补法。留针20分钟,6次为1疗程。

亦可取关元、三阴交、肝俞、脾俞、隐白穴,隐白穴用艾条灸。气虚加灸命门、气海,用补法;血热加血海、大敦,用泻法;月经量多如崩加灸百会。每日1次,留针20分钟,6次为1疗程。

(2)耳针:取子宫、皮质下、内分泌、卵巢、肾穴。或用磁珠贴敷耳穴。

4.推拿疗法　取关元、气海、三阴交、阴陵泉、血海、关元俞、气海俞、八髎穴。血热加心俞、肝俞、阳陵泉、涌泉、风池、翳风;气虚加中脘、足三里、脾俞、胃俞、命门。分别用按、揉、摩、推、拿、一指禅等手法。每日1次,5~10次为1疗程。

5.饮食疗法

(1)菟丝羊肉汤:菟丝子20g,枸杞子、仙灵脾各30g,羊肉200g.羊肾1只,生姜10g,红枣10枚。将羊肉洗净,切块;羊肾剖开,去筋膜,洗净,切片;生姜拍扁;菟丝子纱布包;将全都用料洗净,放入锅内,加清水适量,文火煮2~3小时,去药包,加食盐调味,饮汤吃肉。治脾肾阳虚型功血。

(2)参芪鹌鹑汤:党参30g,黄芪30g,白术10g,胡桃肉30g,鹌鹑2只(鲜活,约150g)。鹌鹑宰杀,去毛及肠杂;将全部用料洗净放入锅内,加清水适量,文火煮1.5~2小时,加食盐调味,饮汤吃肉,随意食用。治脾肾两虚型功血。

(3)地黄山鸡汤:干地黄、侧柏叶各30g,旱莲草、女贞子各20g,制何首乌30g,仙鹤草15g,山鸡肉150g。山鸡肉洗净,斩块;将全部用料洗净,放入锅内,加清水适量,文火煮2~3小时,去药包,加食盐调味,饮汤吃肉,1天之内服完。治肝肾阴虚型功血。

【预防调护】

(一)预防

1.经期禁游泳,禁盆浴、坐浴,禁阴道冲洗、检查,禁性生活,保持外阴部清洁。

2.保持精神愉快,避免过度悲伤、恼怒或紧张。

3.经期忌冒雨涉水,避免寒冷冻伤、炎暑高温,忌食生冷及有强烈刺激性的食品。

4.经期注意劳逸结合,避免剧烈运动和重体力劳动。

5.加强避孕药的指导工作。

6.做好计划生育,做到适量、按时、正确服用避孕药,减少不必要的人流手术,对预防本病大有裨益。

(二)调护

1.出血期间避免过度疲劳和剧烈运动,保证充分休息,必要时住院治疗,严禁房事。

2.加强营养,保护脾胃,进食易消化食物,多食含铁剂、维生素 C 和蛋白质的饮食。

3.观察并记录出血的期、量、色、质的变化及病情的变化。

4.调畅情志,减少精神压力。

5.提高对本病的认识,积极配合医生治疗。

第二节　闭经

凡女性年满 16 岁或年满 14 岁仍无女性第二性征发育者,称为原发性闭经。既往曾有过正常月经,现停经 6 个月以上者称为继发性闭经。

【病因及分类】

正常月经的建立和维持有赖于下丘脑,垂体-卵巢轴的神经内分泌调节,以及靶器官子宫内膜对性激素的周期性反应,其中任何一个环节

发生障碍都会发生月经失调,甚至导致闭经。根据闭经的常见原因按各病变部位分述如下:

1.子宫性闭经　闭经的原因在子宫,而此时月经的调节功能正常。

(1)先天性无子宫:由于中肾旁管严重发育不全或不发育,以致造成始基子宫或无子宫。

(2)子宫内膜损伤:常因人工流产刮宫过度引起,产后或流产后出血刮宫损伤也可引起,尤其当伴有子宫内膜炎时,更易导致宫腔粘连或闭锁而闭经。

(3)子宫内膜炎:结核性子宫内膜炎时,子宫内膜遭受严重破坏而发生闭经,其他子宫内膜炎也可造成闭经。

(4)子宫切除后或子宫腔内放射治疗后:手术切除子宫或因子宫恶性肿瘤行腔内放疗破坏子宫内膜而闭经。

2.卵巢性闭经　闭经的原因在卵巢。因卵巢性激素水平低落,使子宫内膜不能发生周期性变化而闭经。

(1)先天性卵巢发育不全或缺如:卵巢未发育或仅呈无功能的条索状物。

(2)卵巢功能早衰:40岁前绝经者称卵巢功能早衰。表现为继发性闭经,常伴有更年期症状,雌激素水平低下而促性腺激素增高。

(3)卵巢切除或卵巢组织损坏:由于双侧卵巢被切除或经放射治疗组织被破坏,以致卵巢丧失功能;严重的卵巢炎也可破坏卵巢组织而导致闭经。

(4)卵巢功能性肿瘤:产生雄激素的睾丸母细胞瘤、卵巢门细胞瘤等,由于大量的雄激素抑制下丘脑-垂体-卵巢轴功能而闭经。分泌雌激素的颗粒-卵泡膜细胞瘤,使子宫内膜增生过度而闭经,但停经较短,随之出血。

3.垂体性闭经　主要病变在垂体。

(1)垂体前叶坏死:由于产后大出血引起低血容量性休克,使垂体前叶缺血坏死,垂体前叶功能减退,促性腺激素分泌明显减少,出现闭经、生殖器官萎缩、第二性征衰退,还可出现畏寒、嗜睡、基础代谢低等症状,称为希恩综合征。

(2)垂体肿瘤:位于蝶鞍内的垂体前叶各种腺细胞可发生不同种类的腺瘤。不同性质的肿瘤可出现不同症状,但多有闭经的表现。垂体催乳素肿瘤可引起闭经溢乳综合征,因为催乳素瘤细胞自主分泌催乳素而不受催乳素抑制因子(PIF)的抑制;肿瘤压迫垂体柄,PIF 进入垂体减少,以致垂体分泌催乳素(PRL)过多。此外,颅咽管瘤及空蝶鞍综合征因可压迫下丘脑或垂体而发生高催乳素血症和溢乳。

4.低促性腺激素性闭经　为原发性单一垂体促性腺激素缺乏症。常发生于低体重妇女,表现为原发性闭经,性腺、性器官和性征不发育,临床罕见。

5.下丘脑性闭经　为最常见的一类闭经。中枢神经系统、下丘脑功能失调可影响垂体,进而影响卵巢功能引起闭经,其病因最为复杂,如特发性因素、精神性因素、体重改变以及闭经溢乳综合征和多囊卵巢综合征等。

【诊断】

(一)临床表现

首先要寻找闭经的原因,按下丘脑-垂体-卵巢轴的调节失常发生在哪一个环节,然后再确定是哪一种疾病引起的。

1.首先排除妊娠(根据病史、妇科检查、血尿 HCG 测定等)。

2.仔细寻找引起闭经的可能原因。

3.临床上在诊断闭经时需注意以下情况:

(1)原发性闭经者,多因染色体异常、生殖器畸形、性腺发育不正常引起;而继发性闭经则多由环境改变、情绪变化、内分泌系统功能失调或肿瘤以及生殖器官疾病所致。

(2)生殖年龄妇女闭经常因内分泌系统疾病所致,如希恩综合征(主要因产时、产后大出血发生休克而引起垂体前叶组织坏死所致)、闭经溢乳综合征、多囊卵巢综合征。又如闭经同时伴有不孕症及肥胖症者,多见于库欣综合征、弗勒赫利希综合征等,甲状腺功能失调亦可引起。此外,长期口服避孕药或注射长效避孕药,或人工流产后发生宫腔粘连或子宫颈管闭锁也可引起闭经。

(二)辅助检查

1.子宫功能的检查

(1)诊断性刮宫及子宫内膜活体组织检查:了解宫腔情况并刮取内膜送病理检查,了解子宫内膜对卵巢激素反应的周期性变化,并可诊断生殖器结核。多用于已婚妇女。

(2)子宫输卵管碘油造影术:了解宫腔及输卵管情况。

(3)内镜检查:腹腔镜检查直接窥视子宫、输卵管、卵巢等,并可做活体组织检查。宫腔镜可观察宫腔及子宫内膜,并可取内膜组织送病理检查。

(4)药物性试验

1)孕激素试验:每天肌内注射黄体酮 20mg,连续 3～5 天,或口服甲羟孕酮 10mg,连服 5 天,停药后 3～7 天出现撤药性流血者为阳性结果,提示子宫内膜有功能,已受一定水平雌激素的影响。无撤药性出血为阴性,提示可能无子宫内膜,但卵巢功能正常;亦可能有子宫内膜,但卵巢功能低落;也可能妊娠,需进一步排除妊娠后再做雌激素试验。

2)雌激素试验:每天口服妊马雌酮 0.625mg 或 17β-雌二醇 1～2mg,连续 20 天,在服药第 11 天起加用甲羟孕酮 6mg,每天口服,共 10 天,停药后 2～7 天出现撤药性流血为阳性,说明有子宫内膜,并子宫内膜对雌激素有反应,而且宫腔通畅,但体内雌激素水平低落、卵巢功能减退。无撤药性出血为阴性,提示闭经原因可能在子宫,亦即子宫性闭经。

2.卵巢功能检查　检查方法有基础体温测定、阴道脱落细胞涂片检查、宫颈黏液检查、子宫内膜活体组织检查、测定血中雌激素与孕激素含量,如雌激素、孕激素含量低,提示卵巢功能不正常或衰竭。

3.垂体功能检查　对卵巢功能减退的病例,为进一步确定原发部位究竟在卵巢、脑垂体或脑垂体以上,应测定血清 FSH、LH 及 PRL 的含量。若 FSH 及 LH 均低,提示垂体或更高中枢功能低下;若 FSH 和(或)LH 增高、E_2 水平低,提示卵巢功能不全,闭经原因在卵巢。PRL 测定可诊断高催乳素血症及垂体催乳素瘤引起的闭经,继发性闭经者中 20% 有高催乳素血症。蝶鞍摄片和(或)CT、MRI 检查对诊断垂体肿瘤是必要手段。

4.其他检查　了解甲状腺功能可测定血 T_3、T_4 及 TSH,了解肾上腺皮质功能可测定 24 小时尿 17 羟及 17 酮含量,做肾上腺 B 超检查,疑有细胞染色体异常可做细胞染色体核型及分带分析等。

（三）鉴别诊断

主要与妊娠相鉴别。

【治疗】

1.针对病因治疗。

2.中药治疗　基本原则为血虚宜补,血瘀宜活血化瘀,血热则清热凉血,气滞宜理气通经。

3.内分泌药物治疗

（1）性激素替代治疗:对先天性卵巢发育不良,或卵巢功能受损或破坏致早衰者,可用性激素替代治疗。妊马雌酮 0.625mg 或 17β-雌二醇 1～2mg,连用 21 天,对有子宫者,须在服药后期加用孕激素（尤其是长期应用者,可预防长期雌激素刺激引起的子宫内膜癌）,停药 1 周,重复使用 3～6 个月,停药观察,根据情况可重复使用。

（2）诱发排卵:对卵巢功能未衰竭并要求生育者,可采用激素或其类似物诱发排卵。①氯米芬（克罗米酚）,适用于下丘脑-垂体-卵巢轴有一定功能,体内雌激素有中度影响的病例。先用黄体酮或人工周期催经,自撤药性出血第 5 天,服氯米芬 50mg,每天 1 次,连续 5 天,有效时于停药后 7 天左右排卵,如无排卵可经催经后,于下一周期增加至 100mg,每天 1 次连续 5 天,一般每月总量不超过 600mg。②HMC＋HCG,HMG 百万 1 支肌内注射,1～2 次/天,每天测定宫颈黏液,B 超监测卵泡及血雌二醇水平,根据卵泡生长情况可适当增加 HMG 用量,如卵泡成熟时,即停用 HMC,改用 HCG 5000～10000U,1 次肌内注射,约停药后 36 小时排卵。③氯米芬与促性腺激素联合治疗,于月经第 3 天用氯米芬 50～100mg,连用 5 天,从月经第 7 天起用 HMG 1 支,肌内注射,2 次/天,至卵泡成熟,可减少 50% HMG 用量。④他莫昔芬,相当于月经第 5 天起用 10～20mg/d,连用 5 天,其效果与氯米芬相似。⑤对下丘脑功能不足,以致 LHRH 分泌不足者,可用 LHRH 诱发排卵。

(3)甲状腺素:甲状腺功能减退者,口服甲状腺素片 15～30mg,每天 3 次。

(4)溴隐亭的应用:用以治疗高催乳素血症所致的闭经。开始小量(1.25mg),每天 1～2 次,如无明显反应即逐渐加量,根据病情可增至 2.5mg,2～3 次/天,最大剂量每天不超过 10mg。大多数患者在治疗开始后 4 周内恢复正常月经周期。

4.手术治疗　如因肿瘤引起,必要时手术切除肿瘤;如宫颈管闭锁,可扩张宫颈管;如宫腔粘连,可在宫腔镜下分离粘连。

第三节　多囊卵巢综合征

多囊卵巢综合征(PCOS)于 1935 年由 Stein 和 Leventhal 报道,故又称 Stein-Leventhal 综合征,是一种生殖功能障碍与糖代谢异常并存的内分泌紊乱综合征。持续无排卵、雄激素过多和胰岛素抵抗是其重要特征。内分泌特征:①雄激素过多。②雌酮过多。③黄体生成素/促卵泡生成激素比值增大。④胰岛素过多。病因不详,发病相关因素以胰岛素抵抗为主。可能的发生机制如下。

1.下丘脑-垂体-卵巢轴调节功能异常　由于卵巢间质、卵泡膜细胞及颗粒细胞皆参与雄激素产生,且对促黄体生成素(LH)反应敏感,故睾酮水平增加主要来源于卵巢。结果卵巢内高雄激素浓度抑制卵泡成熟,引起发育中卵泡闭锁,不能形成优势卵泡,以致雌激素的正常分泌模式中断。PCOS时过多的雄激素主要是雄烯二酮和睾酮,尤其游离睾酮增加;过多的雌激素主要是雌酮(E1)增高,是雄烯二酮在周围组织中芳香化酶转化的结果,而雌二醇(E2)处于卵泡期水平。下丘脑-垂体功能的紊乱在PCOS发病中起重要作用,由于下丘脑弓状核脉冲分泌幅度增加,使PCOS患者几乎都有LH水平上升。由于LH水平上升又促进卵巢及肾上腺分泌雄激素,进一步形成雄激素过多、持续无排卵的恶性循环。

2.胰岛素抵抗和高胰岛素血症　目前认为,PCOS病因可能与高胰岛素血症和胰岛素抵抗有关。40%～60%的PCOS患者(特别是肥胖患者)存在胰岛素抵抗。研究证明,胰岛素和胰岛素样生长因子1受体存在于卵巢中,而胰岛素和胰岛素样生长因子1对卵巢间质和卵泡皆有影响,可引起卵巢分泌雄激素,阻碍正常卵泡发育。严重的胰岛素抵抗患者有时发生雄激素过多、胰岛素抵抗和黑棘皮综合征,常表现高睾酮和高胰岛素水平,黑棘皮症是胰岛素抵抗的标志。胰岛素抵抗和代偿性高胰岛素血症与肥胖相关,PCOS肥胖患者20%有葡萄糖不耐受或明显的糖尿病。

一、多囊卵巢综合征的诊断

1.临床表现

(1)月经失调:主要表现是闭经,绝大多数为继发闭经,闭经前常有月经稀发或过少。

(2)不孕:由于持续无排卵所致。

(3)男性化表现:主要表现为多毛,可出现不同程度的多毛,尤其是阴毛,分布常呈男性型。油脂性皮肤及痤疮也常见。

(4)肥胖:是由于雄激素过多和未结合睾酮比例增加引起,亦与雌激素的长期刺激有关。

(5)黑棘皮症:雄激素过多的另一体征是黑棘皮症,常在阴唇、颈背部、腋下、乳房下和腹股沟等处皮肤出现灰褐色色素沉着,呈对称性,皮肤增厚。

(6)卵巢增大:盆腔检查时有时刻触及一侧或双侧卵巢。B型超声检查可见一侧或双侧卵巢直径 $2\sim9$ 毫米的卵泡 ≥12 个,和(或)卵巢体积 ≥10 立方厘米。

(7)远期并发症:由于持续的、无周期性的、相对较高的雌激素水平对于子宫内膜的刺激,可能增加子宫内膜癌和乳癌的发病率;血脂代谢紊乱可能导致心血管疾病;胰岛素抵抗和高胰岛素血症易诱发隐性糖尿病或糖尿病。

2.辅助检查

(1)基础体温测定:表现为单相,月经周期后半期体温无升高。

(2)B型超声检查:双侧卵巢均匀性增大,包膜回声增强,轮廓较光滑。内部回声强弱不均,可见 10 个以上大小不等的无回声区围绕卵巢边缘,有时散在分布于卵巢内。

(3)诊断性刮宫:于月经前数日或月经来潮 6 小时内行诊断性刮宫,子宫内膜呈增生期或增生过长,无分泌期变化。

(4)激素测定:①血清促卵泡激素(FSH)值偏低,而 LH 值升高,LH/FSH $\geq2\sim3$。②血清睾酮、双氢睾酮、雄烯二酮浓度增高,睾酮水平通常不超过正常范围上限 2 倍。脱氢表雄酮(DHEA)、脱氢表雄酮硫酸酯(DHEA-s)浓度正常或轻度升高。③尿 17-酮皮质类固醇正常或轻度升高,正常时提示雄激素来源于卵巢,升高时提示肾上腺功能亢进,17-羟皮质类固醇反映皮质醇的水平。④血清雌激素测定为正常值或稍增高,其水平恒定,无周期性变化。⑤其他检查:PCOS 患者尤其肥胖患者,应测定空腹血糖及口服葡萄糖耐量试验(OGTT)。有条件单位则测定空腹胰岛素水平及葡萄糖负荷后血清胰岛素最高浓度。

(5)腹腔镜检查:通过腹腔镜直接窥视,可见卵巢增大,包膜增厚,表面光滑,呈灰白色,有新生血管。包膜下显露多个卵泡,但无排卵征象(排卵孔、血体或黄体)。腹腔镜下取卵巢组织送病理检查,诊断即可确定。

二、多囊卵巢综合征的鉴别诊断

一般需与下列疾病相鉴别。

1.卵巢的多囊样改变　一些青春期或生育期有排卵功能的妇女卵巢也可以表现出类似 PCOS 患者卵巢的多囊样改变,但超声下可见成熟卵泡,临床上缺乏 PCOS 的表现,各项检查指标没有 PCOS 的改变。

2.卵泡膜细胞增殖症　临床表现及内分泌检查与 PCOS 相仿,但更严重,本症患者比 PCOS 患者更肥胖,男性化更明显,睾酮水平更高,但脱氢表雄酮硫酸酯正常。

3.卵巢雄激素肿瘤　如睾丸母细胞瘤、门细胞瘤、肾上腺残迹肿瘤等,肿瘤一般是单侧、实性,逐渐增大。患者男性化更明显,可表现为进行性。可做 B 型超声、MRI 或 CT 定位。

4.肾上腺皮质增生或肿瘤　当血清脱氢表雄酮硫酸酯大于 18.2 微摩/升时,应与肾上腺皮质增生或肿瘤相鉴别。肾上腺皮质增生患者对促肾上腺皮质激素(ACTH)兴奋试验反应亢进,做过夜地塞米松抑制试验时抑制率≤0.70;肾上腺皮质肿瘤患者则对这两项试验反应均不明显。

三、多囊卵巢综合征的治疗

1.一般治疗　肥胖者加强锻炼和限制高糖、高脂饮食以减轻体重,因脂肪堆积过多会加剧高胰岛素和高雄激素的程度。

2.药物治疗

(1)降低 LH 水平:①短效避孕药如去氧孕烯(妈富隆)或醋酸环丙孕酮(达英-35),周期性服用,通过反馈作用降低 LH 的高频高幅异常分泌,减少卵巢源性雄激素,周期性子宫内膜剥脱还起到预防子宫内膜癌的作用。②促性腺激素释放激素类似物,用于要求生育而难于控制的高 LH 水平的 PCOS 患者。如醋酸戈舍瑞林(诺雷德)3.6 毫克、曲普瑞林(达必佳)3.75 毫克、醋酸曲普瑞林(达菲林)3.75 毫克,月经第二天皮下注射,每月 1 次,最多可连续使用 3 个周期。

(2)改善 PCOS 的胰岛素抵抗状态:①双胍类。二甲双胍(甲福明),每日 1000～1500 毫克,口服,通过降低血胰岛素,纠正高雄激素血症。②二氮嗪。每日 300 毫克,口服,对降低胰岛素及血游离雄激素有明确效果。③噻唑烷二酮类。包括罗格列酮和吡格列酮,是新一代胰岛素增敏药,可增加靶组织对胰岛素的敏感性,改善胰岛素抵抗和高胰岛素血症,通过调节脂代谢,纠正血脂异常,同时也是卵巢细胞分裂信号途径的抑制剂。本类药物为妊娠 B 类药物,因此妊娠、哺乳妇女不宜服用。

(3)降低雄激素水平及其受体活性:上述降低 LH 及调节胰岛素分泌的药物均可降低血雄激素水平。①环丙孕酮。为达英-35 中含有的孕酮,有很强的抗雄激素作用,目前常用。②螺内酯。人工合成的17-螺内脂甾类化合物,具有抑制卵巢和肾上腺合成雄激素,并在毛囊竞争雄激素受体,其抗雄激素剂量为每日 50～200 毫克,治疗多毛需用药 6～9 个月,出现月经不规则者可与口服避孕药联合应用。③糖皮质激素。适用于 PCOS 雄激素过多为肾上腺来源或混合性来源者,常用地塞米松 0.25 毫克,每晚口服,剂量不宜超过每日 0.5 毫克。

(4)促进排卵:适用于有生育要求患者,首选氯米芬之类,若无效,可采用促性腺激素。①氯米芬的用法。月经周期第五日起,每日 50～150 毫克,当卵泡直径达到 18 毫米是可肌内注射 HCG 5000～10000 单位/升,以诱发排卵。②促性腺激素的用法。每支含有 FSH/LH 各 75单位,月经周期第五日,每日肌内注射 1 支,当优势卵泡直径达到 18 毫米时肌内注射 HCG 5000～10000 单位/升。若有 3 个卵泡同时发育,应停用 HCG,以避免发生卵巢过度刺激综合征。

3.腹腔镜手术　适合于体重指数(BMI)≤34,LH＞10 单位/升,游离睾酮高者及有高 LH 水平的患者,以及严重的 PCOS 对促排卵药物治疗无效者,现多采用激光或单极电凝将卵泡气化和电凝。但可能导致腹腔粘连,偶有卵巢萎缩。

四、诊治经验及治疗进展

欧洲人类生殖及胚胎学会和美国生殖医学学会(ESHRE/ASRM),推荐的 PCOS 诊断标准为:以下 3 项中至少有两项,并排除其他疾病时可诊断为 PCOS:①月经稀发排卵或不排卵。②临床和(或)生化有高雄激素表现。③超声检查发现多囊卵巢(PCO)。新的诊断标准出现了两个新的亚型:高雄激素血症并发 PCO 和排卵功能异常并发 PCO,前者排卵功能可正常,后者可无临床及生化高雄激素血症的征象,这两个新亚型是否可以真正代表 PCOS 患者尚待临床中进一步观察阐明。

目前,公认的是遗传和环境共同作用的结果导致 PCOS 患病率的增加,在一般的人群里,PCOS 患病率是 5％～10％。但是,如果有家族史,患病率达到 46％,说明遗传因素很重要。近年来,人们的膳食结构发生了很大改变,摄入过多高脂、高蛋白、高糖食物,同时又缺乏运动也容易导致本病的发生。本病不仅影响月经,影响生育,更重要的是它将来可能会导致代谢性疾病、心血管系统疾病、妊娠期的糖尿病、妊高征及子宫内膜癌发病风险性的增加。

第十一章　子宫内膜异位症和子宫腺肌病

第一节　子宫内膜异位症

具有活性的子宫内膜组织（腺体和间质）出现在子宫内膜以外部位时称为子宫内膜异位症（简称内异症）。异位内膜可侵犯全身任何部位，但绝大多数位于盆腔内，以卵巢及宫骶韧带最常见，其次为子宫、直肠子宫陷凹、阴道直肠隔等部位，故有盆腔子宫内膜异位症之称。绝经或切除双侧卵巢后，异位内膜可逐渐萎缩吸收；妊娠或使用性激素抑制卵巢功能，可暂时阻止疾病发展，故内异症是激素依赖性疾病。本病在病理上呈良性形态学表现，但具有类似恶性肿瘤的种植、侵蚀及远处转移能力。

子宫内膜异位症大多发生在 25～45 岁育龄期妇女，生育少、生育晚的妇女发病率明显增高。25%～35%不孕患者与此病有关，妇科手术中有 5%～15%患者被发现有内异症存在。近年来，本病发病率呈明显上升趋势。

本病的基本病理变化为异位子宫内膜随卵巢激素变化而发生周期性出血，导致周围纤维组织增生、粘连形成，内异症病变有广泛性和多形（多样）性的特点。内异症在身体内几乎无所不及，依次是卵巢、子宫直肠窝、盆腔腹膜、腹壁切口、膀胱壁、子宫颈、输卵管、肠壁、外阴阴道及其他。其多形性表现在颜色和形态的各种变化，这与病变的活动状态、内膜细胞和腺体的组成、血管丰富情况和出血等有关。红色病变表明血管网丰富,病变活跃,甚至前列腺素(PG)含量高;病变进展,反复出血,或组织水肿,腺体扩张,则呈棕色病变;紫色病变(或黑蓝色)是腺体出血、坏死、陈旧积血的表现,典型的是"巧克力囊肿"或紫结节;而白色病变是血管减少,腺体、质间纤维化或瘢痕粘连。当然,各种病变并非"同发"在一个患者体内可同时存在。

一、子宫内膜异位症的诊断

内异症的临床表现因人和病变部位的不同而多种多样,症状特征与月经周期密切相关。有25%患者无任何症状。

1.临床表现

(1)下腹痛和痛经:继发性痛经、进行性加重是内异症的典型症状。疼痛严重程度与病灶大小不一定成正比,粘连严重、卵巢异位囊肿患者可能并无疼痛,而盆腔内小的散在病灶却可引起难以忍受的疼痛。有27%~40%患者无痛经。

(2)不孕:本病患者不孕率高达40%。引起不孕的原因复杂,如盆腔微环境改变影响精卵结合及运送、免疫功能异常、卵巢功能异常导致排卵障碍和黄体形成不良等。中、重度患者可因卵巢、输卵管周围粘连而影响受精卵运输。

(3)月经异常:15%~30%患者有经量增多、经期延长或月经淋漓不尽。

(4)性交不适:多见于直肠子宫陷凹有异位病灶或因局部粘连使子宫后倾固定者。

(5)其他特殊症状:盆腔外任何部位有异位内膜种植生长时均可在局部出现周期性疼痛、出血和肿块,并出现相应症状。肠道内异症可出现腹痛、腹泻、便秘或周期性少量便血,严重者可因肿块压迫肠腔而出现肠梗阻症状;膀胱内异症常在经期出现尿痛和尿频;异位病灶侵犯和(或)压迫输尿管时,引起输尿管狭窄、阻塞,出现腰痛和血尿,甚至形成肾盂积水和继发性肾萎缩；手术瘢痕异位症患者常在剖宫产或会阴侧切术后数月至数年出现周期性瘢痕处疼痛，在瘢痕深部扪及剧痛包块。

2.体征　典型盆腔内异症双合诊检查时可发现子宫后倾固定，直肠子宫陷凹、宫骶韧带或子宫后壁下方可扪及触痛性结节，一侧或双侧附件处触及囊实性包块，活动度差。病变累及直肠阴道间隙时可在阴道后穹隆触及，或直接看到局部隆起的小结节或紫蓝色斑点。

3.辅助检查

(1)影像学检查：超声检查是诊断卵巢异位囊肿的重要方法，可确定异位囊肿位置、大小和形状，其诊断敏感性和特异性均在96％以上。囊肿呈圆形或椭圆形，与周围特别是与子宫粘连，囊壁厚而粗糙，囊内有细小的絮状光点，但囊肿回声图像无特异性。

(2)血清CA125值测定：中、重度内异症患者血清CA125浓度可能增高，临床上常用血清CA125来监测异位内膜病变活动情况，即监测疗效和复发较诊断更有临床价值，治疗有效时CA125降低，复发时又增高。

(3)抗子宫内膜抗体：此抗体是内异症的标志抗体，特异性90％～100％。但测定方法较烦琐，敏感性不高。

(4)腹腔镜检查：是目前诊断内异症的最佳方法，在腹腔镜下见到典型病灶或对可以病变进行活组织检查即可确诊。下列情况应首选腹腔镜检查：疑为内异症的不孕症患者，妇科检查及B型超声检查无阳性发现的慢性腹痛及痛经进行性加重者，有症状特别是血清CA125浓度升高者。只有在手术探查显示下才能确定内异症临床分期。

二、子宫内膜异位症的鉴别诊断

内异症易与下述疾病相混淆，应予以鉴别。

1.卵巢恶性肿瘤　腹痛症状多呈持续性腹痛、腹胀，病情发展快，一般情况差。除查有盆腔包块外，多伴有腹水。B型超声图像显示包块为混合性或实性,血清 CA125 浓度多显著升高。腹腔镜检查或剖腹探查可鉴别。

2.盆腔炎性包块　多有急性或反复发作的盆腔感染史,疼痛无周期性,平时亦有下腹部隐痛,可伴发热和白细胞增高等,抗生素治疗有效。

3.子宫腺肌病　痛经症状与内异症相似,但多位于下腹正中且更剧烈,子宫多呈均匀性增大,质硬。经期检查时子宫触痛明显。警惕此病常与内异症并存。

三、子宫内膜异位症的治疗

治疗内异症的根本目的是"缩减和去除病灶,减轻和控制疼痛,治疗和促进生育,预防和减少复发"。治疗方法应根据患者年龄、症状、病变部位和范围,以及对生育要求等加以选择,强调疗效个体化。

1.期待治疗　症状轻或无症状的轻微病变选用期待治疗,对患者定期随访,并对症处理病变引起的轻微经期腹痛,可给予前列腺素合成酶抑制剂(吲哚美辛、萘普生、布洛芬等)。希望生育者应尽早行不孕的各项检查,如子宫输卵管造影或腹腔镜下探查及输卵管通液检查,促使其尽早受孕。一旦妊娠,异位内膜病灶坏死萎缩,分娩后症状缓解并有望治愈。

2.药物治疗　适用于有慢性盆腔痛,经期痛经症状明显,有生育要求及无卵巢囊肿形成患者。但对较大的卵巢内膜异位囊肿,特别是卵巢包块性质不明者,不宜用药物治疗。

(1)口服避孕药:长期连续服用避孕药造成类似妊娠的人工闭经,称假孕疗法。其目的是降低垂体促性腺激素水平,并直接作用于子宫内膜和异位内膜,导致内膜萎缩和经量减少。目前,临床上常用低剂量高效孕激素和炔雌醇复合制剂,用法为每日 1 片,连续用 6~9 个月,此法适用于轻度内异症患者。

(2)孕激素:单用人工合成高效孕激素,通过抑制垂体促性腺激素分泌,造成无周期性的低雌激素状态,并与内源性雌激素共同作用,造成高孕激素性闭经和内膜蜕膜化,形成假孕。所用剂量为避孕剂量的3～4倍,连续应用6个月,如甲羟孕酮每日30毫克,不良反应有恶心、轻度抑郁、钠水潴留、体重增加及阴道不规则点滴出血等。患者在停药数月后月经恢复。

(3)孕激素受体水平拮抗剂:米非司酮有较强的抗孕激素作用,每日口服25～100毫克,造成闭经使病灶萎缩。不良反应轻,无雌激素样影响,亦无骨质丢失危险,长期疗效有待证实。

(4)达那唑:为合成的17-炔孕酮衍生物。抑制促卵泡成熟素(FSH)、促黄体生成素(LH)峰值;抑制卵巢甾体激素生成并增加雌激素、孕激素代谢;直接与子宫内膜雌、孕激素代谢受体结合抑制内膜细胞增生,最终导致子宫内膜萎缩,出现闭经。因FSH、LH呈低水平,又称假绝经疗法。适用于轻度及中度内异症痛经明显的患者。

(5)孕三烯酮:为19-去甲睾酮甾体类药物,有抗孕激素、中度抗雌激素和抗性腺效应,能增加游离睾酮含量,减少性激素结合球蛋白水平,抑制FSH、LH峰值并减少LH均值,使体内雌激素水平下降,异位内膜萎缩、吸收,也是一种假绝经疗法。该药在血浆中半衰期长达28小时,每周仅需用药2次,每次2.5毫克,于月经第一日开始服药,6个月为1个疗程,治疗后50％～100％的患者发生闭经,症状缓解率达95％以上。孕三烯酮与达那唑相比,疗效相近,但不良反应较低,对肝功能影响较小且可逆,很少因丙氨酸氨基转移酶过高而中途停药,且用药量少、方便。

(6)促性腺激素释放激素(GnRH)激动剂:为人工合成的十肽类化合物,其作用与体内GnRH相同,能促进垂体LH和FSH释放,抑制垂体分泌促性腺激素,导致卵巢激素水平明显下降,出现暂时性闭经,此疗法又称药物性卵巢切除。我国目前常用的GnRH激动剂类药物有:亮丙瑞林3.75毫克,戈舍瑞林3.6毫克,月经第一日皮下注射后,每隔

28 日注射一次,共 3～6 次。一般用药后第二个月开始闭经,可使痛经缓解,停药后在短期内排卵可恢复。不良反应主要有潮热、阴道干燥、性欲减退和骨质丢失等绝经症状,停药后多可消失。

3.手术治疗　适用于药物治疗后症状不缓解、局部病变加剧或生育功能未恢复者;较大的卵巢内膜异位囊肿且迫切希望生育者。腹腔镜手术是本病的首选治疗方法,目前认为,以腹腔镜确诊、手术和药物为内异症的金标准治疗。手术方式有如下几种。

(1)保留生育功能手术:切净或破坏所有可见的异位内膜病灶,但保留子宫、一侧或双侧卵巢,至少保留部分卵巢组织。适用于药物治疗无效、年轻和有生育要求者。术后复发率约 40%。建议术后尽快妊娠或药物治疗延缓复发。

(2)保留卵巢功能手术:切除盆腔内病灶及子宫,保留至少一侧或部分卵巢。适用于Ⅲ、Ⅳ期患者,症状明显且无生育要求的 45 岁以下患者。术后复发率约 5%。

(3)根治性手术:将子宫、双附件及盆腔内所有异位内膜病灶予以切除和清除,适用于 45 岁以上重症患者。术后不用雌激素补充治疗者,几乎不复发。双侧卵巢切除后,即使盆腔内残留部分异位内膜病灶,也能逐渐自行萎缩退化直至消失。

4.手术与药物联合治疗　手术治疗前给予 3～6 个月的药物治疗使异位病灶缩小、软化,有利于缩小手术范围和手术操作。对手术不彻底或术后疼痛不缓解者,术后给予 6 个月的药物治疗推迟复发。

5.不孕的治疗　药物治疗对改善生育状况帮助不大。腹腔镜手术能提高术后妊娠率,治疗效果取决于病变程度。希望妊娠者术后不宜应用药物巩固治疗,应行促排卵治疗,争取尽早治疗。手术后 2 年内未妊娠者再妊娠机会甚微。

四、临床经验与诊治进展

子宫内膜异位症的治疗应达到以下几个目标：任何卵巢肿物均应除恶性外；尽可能切除异位病灶，减轻症状；减少卵巢损伤，保护滤泡；分解粘连、减少术后粘连，促进妊娠；减少复发。如魁北克会议提出的5个"最好的治疗"，即腹腔镜是最好的治疗、卵巢抑制是最好的治疗、"三阶段"治疗是最好的治疗、妊娠是最好的治疗、助孕技术是最好的治疗。

手术可以明确病变，明确程度、类型、活动状况，进行切除、破坏而减灭病变，分离粘连，有助于妊娠，也可减轻症状，减少或预防复发。治疗要考虑患者的年龄、症状、生育要求，以及内异症的部位、分期和病变的活动性等。手术的方式和范围可大致分为3种，即保留生育功能的手术、保留卵巢功能的手术和根治术手术，尽管手术有很高的效率，但亦有相当的复发机会，特别是保守性及半根治性手术后，所以术后的药物治疗是非常必要的。这种复发的潜在危险是因为：有时内异症存在，而症状不明显；或病灶深隐未被发现而遗留；或病灶复发及产生新的病灶。

在药物治疗中，现今最推崇的药物是 GnRH 激动剂。GnRH 激动剂应用的最大问题是体内低雌激素引起的更年期症状，为改善其症状，使之能坚持用药，方法是在用 GnRH 激动剂同时补充雌激素，即"反向添加"治疗。给予雌激素的量非常重要，它能减少不良反应，又不降低 GnRH 激动剂的治疗效果，这个剂量称"窗口"或"限界"剂量。雌激素的剂量有个体差异。

内异症的治疗选择尚有许多争议，如轻型内异症是否需要治疗，疼痛的缓解和不育的改善都不甚理想，GnRH 激动剂的不良反应和花费影响了该药的应用，虽然应有一个规范化的治疗原则，但根据患者的临床表现、意愿，施行个体化也是十分重要的。

第二节　子宫腺肌病

子宫腺肌病也为妇科的常见疾病之一,多发生于 30～50 岁经产妇。据报道妇科手术切除的标本中 6%～40% 有子宫腺肌病。子宫腺肌病的特点为子宫内膜异位于子宫肌层生长,常常与盆腔子宫内膜异位症同时存在。约半数患者同时合并子宫肌瘤,约 15% 的患者合并子宫内膜异位症。

【病因】

子宫腺肌病的发病理论很多,但其确切的发病机制尚不完全清楚,但通过对子宫腺肌病标本的连续切片检查发现,子宫肌层中的内膜病灶与子宫腔面的子宫内膜有些直接相连,故认为多次妊娠和分娩所致子宫壁的创伤可能为导致此病的主要原因,其次刮宫时过度的搔扒及多次人工流产造成肌壁的损伤,以及子宫手术(如肌瘤剔除手术、子宫畸形整形手术及剖宫产等)将子宫内膜种植于子宫肌层,造成子宫腺肌病。除此以外,也认为卵巢功能失调,雌激素过度刺激,可使子宫内膜向肌层生长,也可通过淋巴道、血道将子宫内膜移至肌层。

【病理】

子宫多呈均匀性增大,很少超过 12 周妊娠子宫大小,子宫内膜侵入肌层后以两种方式生长,一种为弥漫型生长,内膜侵入整个子宫肌壁内,以后壁为多见,剖开子宫壁可见子宫肌层明显增厚且硬,在肌层中可见到粗厚的肌纤维和微囊腔,腔中部分可见陈旧性血液;另一种为局限型生长,异位内膜侵及某部分肌壁,形成团块及结节,与周围正常组织无分界,称为子宫腺肌瘤。镜下:在子宫深部肌层内有散在的、形态大小不等的呈岛状分布的子宫内膜腺体及间质。

【诊断】

1.临床表现

（1）症状

1）痛经：出现继发性的、逐渐加剧的痛经为子宫腺肌病的主要症状，约30％可无痛经症状。

2）月经量增多：约2/3的患者有月经过多及经期延长。这是由于子宫体积增大，子宫腔内膜面积增加及子宫肌壁间异位子宫内膜影响子宫肌纤维的收缩所致。

（2）体征：妇科检查时子宫呈均匀性增大或局限性结节，质硬而有压痛，经期压痛更为显著。

2.特殊检查

（1）B超检查：声像图特点为子宫增大，子宫肌壁回声不均，有多个散在的无回声反射，局限性的子宫腺肌症或子宫腺肌瘤，表现为子宫壁肿块与正常子宫肌层界限不清，病灶多位于子宫后壁。

（2）CT、MRI及子宫输卵管造影：可作为诊断的参考。

3.诊断要点

（1）症状：经量增多，经期延长，呈继发性、进行性加剧的痛经。

（2）体征：子宫均匀性增大或局限性结节隆起，质硬，有压痛。

（3）根据B超、CT、MRI及子宫输卵管造影检查，协助诊断。

4.鉴别诊断

（1）盆腔子宫内膜异位症：患者有痛经，同时在盆腔可扪及包块，子宫正常大小，后倾固定。

（2）子宫肌瘤：一般不伴痛经，子宫增大，结节不平。

（3）功能性子宫出血：不伴痛经，月经不规则，量多或经期过长，但妇科检查子宫无异常。

【治疗】

治疗方法的选择应视患者年龄和症状而定。

1.非手术治疗　对年轻患者或近绝经期的妇女，若症状轻可行非手术治疗。一般选用能降低体内雌激素水平的药物,如达那唑、孕三烯酮、他莫昔芬、GnRHa 等,均有一定的治疗效果,其药物的用法、用量可参考盆腔子宫内膜异位症的治疗,由于子宫腺肌病的异位内膜对孕激素缺乏反应,因此用孕激素及假孕疗法治疗一般效果较差。可行对症治疗,减轻疼痛症状,如布洛芬、萘普生等。

2.手术治疗 对于无生育要求,且症状严重者行子宫全切术,尽可能保留卵巢。对年轻患者且要求生育者也可考虑病灶切除,但往往由于病灶周围界限不清,使手术无法彻底,症状无法完全解除,故术后易复发。

第十二章　女性生殖器官肿瘤

第一节　宫颈癌

起源于子宫颈鳞状上皮或腺上皮细胞的恶性肿瘤,专指子宫颈浸润癌,包括微小浸润癌。其主要组织学类型为鳞状细胞癌(70%～80%)、腺癌和腺鳞癌(15%～20%),其余为透明细胞癌、神经内分泌癌、小细胞癌等少见特殊类型。

【诊断标准】

1.病史　应详细询问病史,尤其是有无子宫颈细胞学结果异常或CIN治疗史。高危因素包括多个性伴侣、性传播性疾病史、长期应用免疫抑制药物或患有免疫抑制性疾病史、长期吸烟史、长期口服避孕药史和多年未行子宫颈癌筛查史等。

2.临床表现

(1)早期时常无明显症状。

(2)阴道流血:常为接触性流血,多见于性生活或妇科检查以后,出血量可多可少,早期时流血量较少,晚期时可表现为多量出血,甚至大出血。年轻患者也有表现为经期延长、周期缩短、经量增多,绝经后患者表现阴道流血等。

(3)白带增多:呈白色或血性,稀薄似水样或米泔水样,有腥臭。晚期时伴继发感染,则呈脓性并有恶臭。

(4)继发性症状:晚期时根据病灶范围、累及脏器出现一系列继发性症状。

1)癌灶侵犯盆腔结缔组织达骨盆壁压迫坐骨神经而出现骨盆疼痛、坐骨神经痛等。

2)压迫或浸润输尿管、膀胱等出现尿频、尿急、血尿,甚至漏尿、输尿管梗阻、肾盂积水、尿毒症等。

3)压迫或浸润直肠、肛门等出现肛门坠胀、里急后重、大便秘结、便血、粪瘘、肠梗阻等。

4)下肢水肿、疼痛等。

5)消瘦、贫血、发热、全身衰竭等。

(5)妇科检查

1)外阴检查:应观察有无新生物。

2)阴道和子宫颈检查:应用窥阴器观察子宫颈及新生物大小、部位、形态,阴道穹窿和阴道壁是否受侵犯及浸润范围。CIN和早期子宫颈癌可无明显病灶,子宫颈呈光滑或糜烂状。外生型可见宫颈息肉状或菜花状新生物,质脆易出血。内生型可见宫颈增粗、质硬、呈桶状。

3)双合诊及三合诊检查:应先行双合诊检查阴道壁和子宫颈,注意病灶部位、大小、质地,有无接触性出血。然后检查子宫体,再检查子宫双侧附件和宫旁组织,注意有无增厚和质地。最后行三合诊检查,主要注意检查盆腔后部及盆壁情况,了解子宫颈主、骶韧带和宫旁组织厚度、弹性,有无结节形成,病灶是否已累及盆壁以及直肠壁、是否受到浸润等。

4)全身检查:除常规检查外,应注意全身浅表淋巴结有无肿大。特别是腹股沟区和锁骨上淋巴结。应注意脊肋角肾脏区有无压痛或包块。

3.辅助检查

(1)子宫颈细胞学检查:对有性生活史3年以上的女性应行子宫颈细胞学筛查,宜采用液基细胞学方法,亦可采用传统的巴氏涂片,无论何种方法均宜采用TBS报告系统。取材部位应选择子宫颈鳞柱转化区和子宫颈管两处。

（2）高危型 HPV-DNA 检测：对 30 岁以上女性的，可用于子宫颈癌筛查、ASC-US 分流和宫颈病变治疗后的随访检查。

（3）阴道镜检查：对肉眼观察子宫颈无明显病灶，但子宫颈细胞学检查异常；或细胞学为 ASC-US 伴有高危型 HPV-DNA 检测阳性；或妇科检查怀疑子宫颈病变，应行阴道镜检查。

（4）子宫颈活检：除肉眼可见的明显病灶可以直接取材外，其余可疑病变均应在阴道镜指导下取材。无条件时可采用 VIA 或 VILI 染色帮助取材。阴道镜检查未发现病变时，依据细胞学结果可在子宫颈鳞柱交界区多点取材。所取活组织应有一定深度，应包括上皮及间质组织。

（5）ECC：对细胞学异常或临床可疑而阴道镜检查阴性或不满意或镜下活检阴性、细胞学检查为 AGC 或怀疑腺癌，应行 ECC。从前后左右四壁刮取。

（6）子宫颈锥切术：对细胞学检查结果多次异常或细胞学结果 HSIL，但阴道镜检查阴性或不满意或镜下活检阴性或 ECC 阴性，活检组织病理学 CIN2、CIN3，可疑微小浸润癌、原位腺癌、ECC 可疑者均应行诊断性锥切术，可采用 LEEP 锥切或 CKC。

4.临床分期（FIGO） 子宫颈癌的临床分期见表 12-1。

表 12-1 宫颈癌的临床分期（FIGO）

分期	临床特征
Ⅰ 期	癌灶严格局限于子宫颈（扩展至宫体将被忽略）
Ⅰ A 期	镜下浸润癌，间质浸润深度≤5mm，水平扩散≤7mm
Ⅰ A1 期	间质浸润深度≤3mm，水平扩散≤7mm
Ⅰ A2 期	间质浸润深度＞3mm，且≤5mm，水平扩散≤7mm
Ⅰ B 期	肉眼可见病灶局限于宫颈，或临床前病灶＞Ⅰ A 期
Ⅰ B1 期	肉眼可见病灶最大径线≤4cm

续表

分期	临床特征
ⅠB2 期	肉眼可见病灶最大径线＞4cm
Ⅱ期	癌灶超过子宫颈,但未达骨盆壁或未达阴道下
ⅡA 期	无宫旁浸润
ⅡA1 期	肉眼可见病灶最大径线≤4cm
ⅡA2 期	肉眼可见病灶最大径线＞4cm
ⅡB 期	有宫旁浸润
Ⅲ期	癌灶扩展到骨盆壁和(或)累及阴道下 1/3 和(或)引起肾盂积水或肾无功能者(除外其他原因)
ⅢA 期	癌累及阴道下 1/3,但未扩展到骨盆壁
ⅢB 期	癌扩展到骨盆壁和(或)引起肾盂积水或肾无功能
Ⅳ期	癌灶播散超出真骨盆或(活检证实)侵犯膀胱或直肠黏膜,泡状水肿者不列入Ⅳ期
ⅣA 期	癌播散至邻近器官
ⅣB 期	癌播散至远处器官

【治疗原则】

1.基本原则　手术与放疗都是治疗子宫颈癌的主要且有效的方法。两者的疗效几乎相同。

(1)手术适用于早期病例如Ⅰ期及ⅡA 期。

(2)放疗适用于各期宫颈癌病例。

(3)化疗是有效的辅助治疗,既可用于手术或放疗前后,也可以用于复发或转移的患者。

2.手术治疗　手术范围应根据不同病情、病理类型、细胞学分级等决定。

(1)ⅠA1 期通常建议行筋膜外全子宫切除术。要求保留生育功能者,也可行锥切。

（2）ⅠA2期可选择行子宫次广泛切除术加盆腔淋巴结切除术加（或不加）腹主动脉旁淋巴结活检。也可选择行盆腔放疗加近距离放疗（A点剂量：70～80Gy）。

（3）ⅠA2期或ⅠB1期＜2cm且希望保留生育功能的患者，推荐行宫颈广泛切除术加盆腔淋巴结切除术（加或不加）腹主动脉旁淋巴结活检。

（4）ⅠB或ⅡA期可行子宫广泛切除加盆腔淋巴结切除加腹主动脉旁淋巴结取样；或盆腔放疗联合近距离放疗。

3.放射治疗

（1）早期以腔内照射为主、体外照射为辅。晚期则以体外照射为主，腔内照射为辅。

（2）腔内照射剂量：早期A点5000cGy/5周，宫腔2500cGy，穹窿2500cGy；晚期A点40000cGy/4周，宫腔1750cGy，穹窿2500cGy。

（3）体外照射：针对盆腔淋巴区域。早期两侧骨盆中部剂量4000～4500cGy，晚期全盆腔照射3000cGy左右，以后小野照射至骨盆中部剂量5000～5500cGy。

4.化疗　适用于晚期或转移复发病例，可采用化疗为主的综合治疗。常用化疗方案有：

（1）鳞癌：顺铂＋博来霉素＋异环磷酰胺。

（2）腺癌：顺铂＋吡喃阿霉素＋异长春花碱。

（3）动脉插管化疗常用氟尿嘧啶（5-FU）、环磷酰胺（CTX）、氮芥（HN_2）、博来霉素（BLM）、顺铂（CDDP）、阿霉素（ADM）等。

5.预防

（1）加强卫生宣教及防癌普查教育，已婚妇女每年应接受普查一次。

（2）积极治疗宫颈炎及阴道炎。

（3）积极治疗宫颈上皮内瘤变，并密切随访。

6.随访

(1)每月随访一次,半年后每 3 个月随访一次,1 年后每半年随访一次,3 年后每年随访一次。

(2)随访内容:定期询问病史和体格检查,宫颈细胞学检查及阴道镜检查,有条件的可行 HPV 检测;血清学肿瘤标记物检查(SCC,CA125 等);定期应做盆腔超声检查,每 3 个月 1 次;全身影像学检查,每 6 个月至 1 年 1 次。

(3)随访过程中如有复发或转移可疑者,应进一步检查以明确诊断,从而积极治疗。

第二节　子宫肌瘤

女性生殖器肿瘤,概属于中医"癥瘕"范畴。"癥瘕"是指腹内的肿块,"癥"者,坚硬不移,痛有定处,属血病;"瘕"者,推之可移,痛无定处,属气病。两者关系密切,难以分割。有关"癥瘕"的记载,较早见于《内经》。《灵枢·水胀》曰:"石瘕何如?岐伯曰:石瘕生于胞中,寒气客于子门,子门闭塞,气不得痛,恶血当泻不泻,衃以留止,日以益大,状如怀子,月事不以时下,皆生于女子,可导而下",明确记载了女性生殖器肿瘤的病因病机以及临床表现。其后,《诸病源候论》《千金要方》对"癥瘕"均有详论,有"七癥""八瘕"之说,对后世有很大影响。子宫肌瘤又称子宫平滑肌瘤,是妇科临床常见病和易发病之一,其发病率是妇科良性肿瘤之首,约占 90%。据大量尸体解剖资料分析,在 30 岁以上的妇女中约 20%在子宫内潜有大小不同、数目不等的肌瘤,以 40~50 岁发病率较高,约占 51.2%~60.9%。子宫肌瘤是由平滑肌和纤维组织组成,多为球形实质性肌瘤,可为单个或多个发生。小的直径仅数毫米,巨大的可重达数千克。根据子宫肌瘤生长的部位,与宫壁肌层的关系可分为肌壁间肌瘤、浆膜下肌瘤和黏膜下肌瘤。根据生长部位之异,临床有子宫体肌瘤和子宫颈肌瘤之别。其病因尚未明确,因其常伴卵巢充血、肿大、子宫内膜增生等,故认为可能与长期过多的雌激素刺激有关。根据子宫肌瘤的临床表现和体征可归属于中医的"癥瘕"和"石瘕"的范畴。本病虽不危及生命,但可致月经过多,引起失血性贫血,有的还会引起流产、不孕症。

【诊断】

1.子宫肌瘤的临床表现常随肌瘤生长的部位、大小、生长速度、有无继发变性及合并症等而异。临床上常见的现象是子宫出血、腹部包块、疼痛、邻近器官的压迫症状及白带增多、不孕和贫血等。无症状患者为数亦不少,有人统计约占 37.2%。临床有无症状一般与子宫肌瘤的大小并不成正比。

2.子宫出血为主要症状。其中以周期性出血(月经量过多、经期延长或月经周期缩短)为多,约占 2/3;非周期性(持续性或不规则)出血约占 1/3。出血主要由壁间肌瘤和黏膜下肌瘤引起。周期性出血多发生在壁间肌瘤,而黏膜下肌瘤则常常表现为不规则出血。浆膜下肌瘤很少引起子宫出血。月经量过多或者经期延长均可单独存在或合并出现。黏膜下肌瘤脱出于阴道内呈非周期性出血,量可极多。大的息肉状黏膜下肌瘤亦常引起持续性的流血。

3.下腹部肿块常为其主症。一般位于下腹正中,少数可偏居下腹一侧,质硬成有高低不平感,常在清晨空腹膀胱充盈时明显。

4.疼痛可表现为腹痛、腰酸痛和痛经,亦有表现为下腹坠胀感或腰背疼痛,程度多不很严重。疼痛乃肿瘤压迫盆腔血管,引起瘀血,或压迫神经,或并发盆腔炎,粘连、牵拉等所致。如个别因子宫肌瘤红色变性,则腹痛较剧并伴有发热。子宫浆膜下肌瘤蒂扭转或子宫轴性扭转时亦产生剧烈腹痛。凡痛经剧烈且渐进性加重者常为子宫肌瘤并发子宫腺肌病所致。

5.压迫症状主要有压迫膀胱而出现尿频或排尿困难、尿潴留等;压迫输尿管可致肾盂积水、肾盂炎;压迫直肠引起排便困难;压迫盆腔静脉可出现下肢水肿等。

6.白带增多、不孕、贫血等也是其常见临床表现。

7.妇科检查双合诊可扪及子宫增大或表面凹凸不平,质地常较硬。

8.B 型超声波或 CT、MRI 检查对确诊起重要作用。

9.宫腔探测、诊断刮宫、子宫输卵管造影对其诊断起协助作用。

【鉴别诊断】

1.卵巢肿瘤　浆膜下子宫肌瘤与实质性卵巢瘤,肌瘤有囊性变者与囊性卵巢瘤而张力很大者或卵巢瘤与子宫发生粘连者,在鉴别上存在一定困难。应详询月经史及腹部包块生长速度(恶性卵巢瘤较快),仔细做妇科检查,包括肛诊,注意子宫体能否与肿块分离。在鉴别有困难时,还可以肌肉注射催产素 10U,注射后肿块有收缩者为子宫肌瘤,否则为卵巢肿瘤。

2.宫内妊娠　应详细询问以往月经史(包括量的多少),有无生育史,还应注意有无妊娠反应。还可做妊娠试验及腹部 X 线摄片或 B 超来鉴别。

3.子宫腺肌病　子宫腺肌病多数伴有继发性剧烈的渐进性痛经,常有原发性或继发性不孕。伴有子宫以外子宫内膜异位症,有时可在后穹窿触到痛性小结节。B 超及腹腔镜检查更有助于诊断。腹腔镜下可见到蓝紫色结节。子宫内膜异位者抗子宫内膜抗体多表现为阳性。

4.子宫肥大症　常有多产史,子宫增大均匀,无不平结节,子宫增大常如妊娠 2 个月大小,探测宫腔无变形,亦不感觉有肿块存在。

5.盆腔炎性包块　往往有大、小产后急性或亚急性感染史,继以下腹痛,腰痛。妇科检查肿块往往是双侧性,较固定,压痛明显,而肌瘤多无压痛。

6.子宫癌(包括子宫颈癌或子宫内膜癌)　较大的有蒂黏膜下肌瘤突出阴道内,伴有感染而发生溃烂,引起不规则阴道出血或大量流血及恶臭排液,易与外生型子宫颈癌相混淆。必要时可行病理检查鉴别。宫腔内的黏膜下肌瘤继发感染,出血、白带增多,易与子宫内膜癌相混淆,鉴别主要靠诊断性刮宫做病理检查。

7.子宫畸形　双子宫或残角子宫不伴有阴道或宫颈畸形者易误诊为子宫肌瘤。畸形子宫一般无月经过多的改变。常需行子宫输卵管造影以明确诊断。

【辨证要点】

1.本病一般以包块部位、大小、软硬、光滑与活动程度及病程长短，结合全身情况综合分析，判别其病情的轻、重、缓、急，在气在血与属痰属湿。根据临床兼症及舌、苔、脉来分析其属虚、实、寒、热。

2.结合妇科检查、B超显像、CT摄片、子宫碘油造影、诊断性刮宫、探针检查等以明确诊断。

【治疗】

（一）现代治疗

1.随访观察　肌瘤较小，无并发症及变性，亦无症状，近绝经期发现，可以定期（每3～6个月）复查，观察其情况变化，再定是否需要进一步处理。

2.药物治疗　主要是用雄激素对抗雌激素对子宫的作用，控制子宫出血（月经过多）及延长月经周期。有口服和注射两种。孕激素在一定程度上是雌激素的对抗剂，且能抑制其作用，故有人用孕激素治疗伴有卵泡持续存在的子宫肌瘤。子宫肌瘤出血较多，可用子宫收缩剂如口服益母草流浸膏、麦角流浸膏，肌注催产素、麦角新碱等。如有贫血应予纠正，根据具体情况给予维生素、铁剂或输血。

3.放射治疗　用于药物治疗无效而有手术治疗禁忌或拒绝手术治疗者。

4.手术治疗　肌瘤手术方式有经腹（肌瘤摘除或子宫切除）和经阴道（黏膜下肌瘤摘除）两种。子宫切除可分全子宫切除、次全子宫切除与保留和切除附件之分。视具体情况而定。

（二）辨证治疗

1.气滞证

证候：小腹胀满，积块不坚，推之可移动，痛无定处，时作时缓，伴胸胁胀痛,性情抑郁不畅,乳房作胀,苔薄,脉弦。

治法:行气导滞,理血散积。

方药举例:香棱丸合加味乌药汤。木香 10g,丁香 3g,香附 10g,三棱 10g,莪术 10g,枳壳 10g,青皮 6g,川楝子 10g,小茴香 6g,乌药 6g,延胡索 10g,生姜 2 片,甘草 6g。

加减:气虚乏力者,加黄芪 15g,人参 10g,白术 12g 以益气扶正;血虚头晕眼花指麻者,加当归、白芍、枸杞子、丹参各 10g 以养血行血;月经后期量少者,加当归 10g,川芎 6g,益母草 15g 以养血调经;形寒肢冷,大便溏稀者,加肉桂 6g,附子(先煎)10g,吴茱萸 6g,干姜 6g 以温阳散寒;胁肋、小腹胀痛较甚者,加郁金、柴胡、白芍各 10g 以疏肝解郁、理气止痛。

2.血瘀证

证候:包块坚硬,固定不移,疼痛拒按,面色青紫晦暗,或伴痛经,月经不调,月经有血块,口干不欲饮,舌青紫边有瘀点,脉弦涩。

治法:活血散结,破瘀消癥。

方药举例:桂枝茯苓丸加减。桂枝 10g,茯苓 15g,牡丹皮 10g,芍药 10g,桃仁 10g,三棱 10g.,莪术 10g,海藻 10g,甘草 6g。

加减:少腹冷痛喜温熨,舌淡嫩苔薄白者,选用温经化癥汤(《中医妇科治疗学》):当归、川芎、莪术、桃仁各 10g,吴茱萸、肉桂、小茴香各 3g,橘核 10g,乳香 6g,青皮 6g,血竭 6g 以散寒祛瘀;病程日久,身体羸弱,食少劳嗽,乍寒乍热者,可选理冲汤(《医学衷中参西录》):黄芪、党参、白术、山药各 12g,天花粉、知母、三棱、莪术、鸡内金各 10g 以益气扶正化瘀;月经过多,崩漏不止者,加失笑散、血余炭、藕节炭各 10g 活血止血;平时带下多者,加薏苡仁、白芷、土茯苓各 10g 祛湿止带;腹痛剧烈,加延胡索 10g,乳香、没药各 6g 以活血止痛;月经过少,闭经者,加以牛膝、泽兰、益母草、苏木各 10g 活血通经;邪实正盛,肌肤甲错者,加大黄䗪虫丸 10g 以逐积消坚,祛瘀生新。

3.痰湿证

证候:小腹胀满疼痛,日久腹大如怀子状,按之有块柔软,下腹包块时或作痛,伴胸脘痞闷,恶心欲吐,带下量多,色白质黏腻,或素体肥胖而多痰,肤色㿠白,肉眴筋惕,舌淡胖,苔白腻或灰腻,脉细濡或弦滑。

治法:理气化痰,破瘀消瘕。

方药举例:开郁二陈汤加减。制半夏10g,陈皮6g,茯苓10g,青皮6g,香附10g,川芎10g,莪术10g,木香6g,槟榔10g,苍术10g,生姜2片,甘草6g。

加减:脾胃虚弱,纳差神疲者,去槟榔,加白术、党参各10g以健脾益气;形体壮实,加青礞石、葶苈子各10g以攻逐痰饮;痰多体肥者,加皂角刺、白芥子、白附子、浙贝母各10g以增化痰散积之功;大便干结不畅者,加大黄、芒硝各10g攻积泻下。

4.湿热证

证候:少腹及腰骶酸胀疼痛,触之板硬疼痛,边界不清,带下量多色黄、秽臭,经期延长或经量过多,经期胀痛加重,口苦口干,尿黄便结,或溏而不爽,肛门灼热,舌苔黄腻,脉滑数。

治法:清热除湿,化瘀散结。

方药举例:大黄牡丹汤合四妙散加减。大黄(后下)6g,牡丹皮10g,桃仁10g,冬瓜仁30g,芒硝(冲)10g,黄柏10g,苍术10g,牛膝10g,薏苡仁30g,红藤30g,白花蛇舌草30g,土茯苓30g,甘草6g。

加减:小腹胀甚者,加川楝子、香附、乌药各10g以行气止痛;有发热、腹痛剧烈者,加虎杖、败酱草各15g清热解毒;有条件者,可每日保留灌肠1次,药选:红藤、败酱草各30g,牡丹皮、黄柏、夏枯草、桃仁各10g,白花蛇舌草15g等浓煎约100ml。

5.体虚瘀滞证

证候:胞宫逐渐增大,月经提前量多,或崩或漏,色鲜红或淡红,面赤口干,或面色萎黄,带多清稀,腰腿酸疼,身倦乏力,头晕心慌,五心烦热,苔薄微暗,或边有瘀点,脉细。

治法:益气养血,调补冲任。

方药举例:理冲汤加减。黄芪 30g,党参 30g,白术 30g,山药 12g,天花粉 10g,知母 10g,三棱 18g,莪术 18g,鸡内金 10g。

加减:气虚下陷者,加升麻、柴胡各 10g 以升提中气;血虚月经量少者,加当归、川芎、益母草各 10g 以养血调经;出血多者,加仙鹤草、旱莲草、侧柏炭、阿胶珠各 10g 以养血止血;阴虚内热者,加生地黄、玄参、麦冬各 10g 以养阴清热;阳虚畏寒者,加桂枝、附子、干姜各 4.5g 以温阳散寒;脾虚者,加茯苓、莲子肉各 10g 以益气健脾;肾虚者,加续断、菟丝子、仙灵脾、巴戟天各 10g 以补肾填精。

(三)其他疗法

1.中成药

(1)平消胶囊:每次 5～6 粒,每日 3 次,治瘀血阻滞型及湿热型子宫肌瘤。

(2)桂枝茯苓胶囊:每次 3～4 粒,每日 3 次,治痰湿型子宫肌瘤。

(3)瘤净片:每次 3～4 粒,每日 3 次,治体虚瘀滞型子宫肌瘤。

(4)人参鳖甲煎丸:每次 6g,每日 2 次,治各种类型子宫肌瘤。

2.单方验方

(1)加味三七散:三七 10g,制香附 5g,陈皮 1g,橙汁适量。三七等共研细末,调入橙汁并温开水冲服,每日 2 次。用于气滞型子宫肌瘤。

(2)加味桂枝茯苓丸:桂枝、桃仁、赤芍、牡丹皮、王不留行、海藻各 40g,茯苓、当归、夏枯草、柴胡、丹参各 60g,三棱、莪术各 30g,鳖甲(醋炒)、牡蛎各 50g。研为细末,做成蜜丸,每日 3 次,每次服 10g。适用于血瘀型子宫肌瘤。

(3)加味生化汤:当归 24g,川芎 15g,益母草 30g,桃仁 10g,炮姜 6g,炒荆芥穗 6g,炙甘草 3g,三棱 6g,莪术 6g。水煎分服,每日 1 剂。适用于血瘀型子宫肌瘤。

(4)归甲宫癥汤:当归、炮山甲、桃仁、莪术、香附、续断、夏枯草、怀牛膝各 12g,王不留行、三棱各 10g,昆布 15g,薏苡仁 30g。水煎服,每日 1 剂。适用于血瘀型子宫肌瘤。

(5)加味攻坚汤：王不留行 100g,夏枯草、生牡蛎(先煎)、苏子各 30g。水煎服,每日或隔日 1 剂。适用于血瘀、痰湿型子宫肌瘤。

(6)昆藻软坚散：昆布、海藻、海浮石(打,先煎)、生牡蛎(打,先煎) 各 30g,山慈菇、夏枯草各 15g。水煎服,每日 1 剂,早晚各服 1 次。适用于痰湿型子宫肌瘤。

(7)紫蛇绝经消瘤汤：紫草 30g,白花蛇舌草 30g,生牡蛎(先煎) 30g,夏枯草 30g,旱莲草 30g,生蒲黄 10g,皂角刺 10g,三棱 10g,莪术 10g,穿山甲(先煎)10g,铁刺苓 10g。每日 1 剂,早晚各服 1 次。适用于围绝经期子宫肌瘤。

(8)肌瘤止血方：党参 15g,黄芪 15g,当归炭 10g,生地炭 20g,生蒲黄 10g,花蕊石 30g,地榆炭 10g,藕节炭 10g,旱莲草 30g,大黄炭 10g,三七粉 3g,仙鹤草 30g。水煎服,早晚各 1 次。适用于子宫肌瘤血瘀型月经量多者。

(9)消导散积汤：三棱 10g,莪术 10g,当归 10g,丹参 10g,青皮 6g,陈皮 6g,枳壳 6g,乌药 6g,延胡索 10g,半夏 10g,海藻 10g,昆布 10g,牡蛎 15g,浙贝母 10g,谷芽 10g,麦芽 10g。水煎服,早晚各 1 次。适用于痰湿型子宫肌瘤。

(10)通阳消癥方：麻黄 10g,桂枝 10g,白芥子 6g,当归 10g,川芎 10g,熟地黄 15g,鹿角片 10g,三棱 10g,莪术 10g,海藻 10g,夏枯草 12g,生黄芪 15g。水煎服,早晚各 1 次。适用于体虚阳气不足型子宫肌瘤。

3.外治法

(1)保留灌肠：红藤 30g,败酱草 30g,牡丹皮 10g,黄柏 10g,夏枯草 15g,桃仁 10g,白花蛇舌草 30g,桂枝 10g,莪术 30g,生黄芪 30g。大便干结者加生大黄 6g 浓煎约 100ml,温度 40℃左右保留灌肠。每日 1 次,30 次为 1 疗程。经期量多时停止灌肠,经后 3~7 天开始灌肠。

（2）敷法

1）天南星 12g,土鳖虫 18g,蜈蚣 12 条,马钱子 50 粒,川乌 18g,乳香 18g,没药 18g,共为细末,过筛后,以凡士林调匀成药膏,把药膏适量摊于纱布棉垫上,敷脐孔及下腹部包块处,胶布固定。每次敷 2 小时取下。

2）皮硝适量,外敷下腹部或关元穴。

3）将活黄鳝 1 条尾部剪断,沥其新鲜血于杯内,用毫笔蘸黄鳝血,在患者少腹部按之有块处包块大小画一圈,待黄鳝血干后,将红蓼子、朴硝、大蒜瓣各 15g 捣烂如泥涂于圈中,用纱布覆盖固定。待皮肤发痒时去掉,隔日或每日 1 次,直至包块消失为止。

（3）薄贴法:苏木 18g,土鳖虫烤熟 2 个,干漆 15g,酒炒牛膝 15g,牙皂 15g,白胡椒 9g,酒炒三棱、肉桂木香、鸡骨草、东丹(炒)各 30g,细辛、硇砂各 12g,麝香 1.5g,上药分别炮制共为细末,以香油 1000g,用文火熬至滴水成珠时加入药末灼煎 20 分钟后再下丹,以油滴出连绵不断为度,用布 1 块,取膏 60g,用温水软化后摊布上,将患处用黄酒洗之贴上膏药,保留半个月,如不愈再贴。

（4）熨法

1）软坚平癥散:穿山甲 20g,当归尾、白芷、赤芍各 10g,小茴香、生艾叶各 30g 共研细末,装入长 23cm、宽 16cm 的净白布袋内,置腹上,上置暖水袋,每次 30 分钟,每晚 1 次。30 日为 1 疗程。可配合内服药物。

2）大黄、芒硝各 100g,香附 200g,拌米醋适量,炒热后外敷下腹,每日 1 次,配合药物内服。

4.针灸疗法

（1）灸法:取法半夏、天南星各 30g,木香、两头尖各 18g 共研细末,加蜂蜜适量调为膏状,捏成中心凹陷如栗子大之丹座。取硫黄粉 30g 放铜勺中微火烊化,将雄黄、朱砂各 12g 加入调匀,趁热倾注在平盆上冷却成片状的丹药。先将丹座置于脐孔及下腹包块痛处之上放平,取瓜子大的丹药,放在丹座凹陷中点燃,以皮肤有灼热感为度,熄火后用油纸和纱布外敷 2 小时,每日 1 次。

(2)体针

1)取内关、照海(双)穴,瘤体局部针刺 3～4 针。方法:针瘤体时先排空尿液,直刺 0.6～0.8 寸,平补平泻,留针 15～30 分钟,隔日 1 次,7 次为 1 疗程。

2)一组取关元、子宫(双)、曲骨、三阴交(双)穴;二组取气海、中极、横骨(双)、蠡沟(双)穴。方法:气海、关元、中极直刺进针 1.5～2 寸,曲骨、横骨直刺进针 0.5～0.8 寸,针子宫穴取 40°角斜刺进针 2.5～3 寸达宫体,三阴交、蠡沟进针 1.5～2 寸,均平补平泻手法,捻转得气,留针 30 分钟,行针 1 次。两组交替取穴,隔日 1 次,10 次为 1 疗程,疗程间隔 3～5 日。

(3)耳针:取子宫、内分泌、皮质腺穴。方法:埋针。

(4)激光针:以局部经络穴位照射配合中药内服。在服药 1～3 小时内,根据病变部位选用穴位。子宫前壁肌瘤照射子宫、曲骨、中极、关元,后壁肌瘤照射八髎穴,照射距离 1.2cm,以局部有舒适的温热感为度,照射 15～20 分钟,每日 1 次,月经干净第 6 日起照射,1 周为 1 疗程。每疗程间隔 7 日。

(5)注射法:取 20% 三棱注射液 2ml,在月经期间每日肌肉注射 1 次,连用 7 日。

5.推拿疗法　患者取平卧位,松静自然。医者立于患者的右侧,医者气沉丹田,运气外发至手指和手掌,通过点按、点揉、振颤、掌摩、掌推等手法,使"力"和"气"作用于相关的穴位和经络(以子宫肌瘤痛点为主穴。配关元、气穴、中极、中赫、子宫、归来、血海、阴谷、足三里、三阴交、太冲、百合、印堂、手三焦、肾俞、八髎、涌泉等穴)各手法揉作 1～2 分钟,一般多用复合手法,最后由医者的劳宫发放外气,数分钟后收功,然后患者取俯卧位,医者指点相应的穴位结合手法操作。患者情况不同,取穴和手法可有变化。

6.饮食疗法

(1)桃仁粥:桃仁 10～15g,粳米 50～100g。先将桃仁捣烂如泥,加水研汁去渣,同粳米煮为稀粥。用于血瘀型子宫肌瘤。

(2)当归生姜羊肉汤:当归 30g,生姜 20g,羊肉 500g,葱、黄酒、花椒、盐等适量煮汤,撒上胡椒粉,喝汤吃肉。用于寒湿凝滞型子宫肌瘤。

(3)荠菜黄芪汤:干荠菜 20g,炒小蓟 15g,炙黄芪 30g,水煎服。每次 1 剂,每日 2 次。治子宫肌瘤月经过多者。

(4)桂苡粥:肉桂 2～3g,薏苡仁 100g,粳米 100g,红糖适量。将肉桂煎取浓汁去渣,再用苡仁、粳米煮粥,待粥煮沸后,调入桂汁及红糖,同煮为粥。或用肉桂末 1～2g 调入粥内同煮服食。分 2 次温热服用。

(5)老鸭芋艿汤:老鸭 1 只(约 1500g),芋艿 500g,稍加烹调后服食。每次 100g,每日 2 次,连服 1 个月。或将浙贝母焙干研末,每次 2～3g 撒入汤中搅匀服用,效果更佳。

【预防调护】

(一)预防

1.正确认识子宫肌瘤,消除对子宫肌瘤的恐惧、紧张情绪。

2.生活要有条理,注意情志的调节,心胸宽广,尤其在经期要注意避寒保暖,以免气滞血凝、寒湿凝滞而致癥瘕。

3.勿过食膏粱厚味,因膏粱厚味之人易积湿生痰以致痰湿凝滞。勿过食生冷之物,因其易使阴寒凝聚胞宫而致癥瘕。

4.因人因地适当参加体育锻炼,以调顺气血,防止气滞血瘀而致病。

5.若有月经过多,月经不调,下腹部疼痛,盆腔包块,白带增多时应进行妇科检查。一旦确诊为子宫肌瘤后,应在医生指导下进行治疗,并要定期随访,以防肌瘤增大、变性。

6.对近绝经的妇女,子宫小于 12 孕周、月经正常、无压迫症状者,可观察不予治疗,2～3 个月随访一次,绝经后肌瘤会逐渐萎缩。但患者年龄偏小,肌瘤增大较快,或月经量增多时,应考虑手术根治。

7.有子宫肌瘤者慎用雌激素类药物。

（二）调护

1.对患者要给予精神安慰，告之肌瘤尚属良性肌瘤，消除患者的恐惧心理。

2.有痛经、腹痛者可轻柔下腹部。腹部有冷感者可用热水袋或其他温暖之物敷于下腹部。腹痛伴有呕吐者可给予红糖生姜水趁热服下。

3.月经过多者除服用止血药外，让患者镇静，适当给予镇静剂，卧床休息，补充液体。

4.饮食要清淡，少吃油腻煎炸之品，保持大便通畅。

5.定期随访，观察病情，尤其包块的变化。

参 考 文 献

1.屈苗苗,陈晓芳,徐括琴.实用妇产科疾病诊断治疗学.长春:吉林科学技术出版社 ,2016

2.徐明娟.妇产科临床指南.北京:金盾出版社,2015

3.魏丽惠.妇产科诊疗常规.北京:中国医药科技出版社,2012

4.马丁.妇产科疾病诊疗指南.北京:科学出版社,2013

5.兰丽坤,王雪莉.妇产科学(第四版).北京:科学出版社,2016

6.李宁.现代临床妇产科诊疗学.天津:天津科学技术出版社,2012

7.贾祖卫,吴红英,吕福英.妇产科常见病诊疗常规.北京:科学技术文献出版社,2012

8.杨慧霞,徐先明,王子莲,孙伟杰,胡娅莉,陈伟,吴红花,魏玉梅.妊娠合并糖尿病诊治指南(2014).糖尿病天地(临床),2014,8(11):489-498

9.焦雪静,郭利洁,梁靖,李文涛.妊娠剧吐影响因素及对妊娠结局影响的研究现状.护理学杂志,2015,30(04):107-109

10.朱永祺,贺小进,曹云霞.妊娠剧吐治疗新进展.安徽医科大学学报,2015,50(03):403-406

11.杨炜婷.120例习惯性流产患者的病因分析.四川医学,2011,32(09):1404-1405

12.王焕信,刘国宁,马金栋.原因不明习惯性流产患者自身抗体检测的临床意义.中国当代医药,2012,19(01):12-13+19

13.王晨,杨慧霞.妊娠合并糖尿病诊治研究进展.中国全科医学,2016,19(32):3909-3913

14.黄诗韵,范玲,丁新.妊娠合并糖尿病孕妇产程中血糖管理的研究进展.中国妇产科临床杂志,2017,18(02):187-189

15.魏丽惠,赵超.宫颈癌及其癌前病变的筛查研究进展.中华妇幼临床医学杂志(电子版),2016,12(01):16-19